なるほど，解決！
妊・産・褥婦の
よくあるトラブル

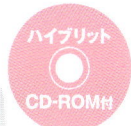

早川有子・澤田只夫

医学書院

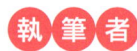

● 早川有子

静岡済生会看護専門学校卒業後，名古屋大学医学部附属助産婦学校入学。看護師・助産師。放送大学にて教育学学士，明星大学大学院にて教育学修士，高崎健康福祉大学大学院にて博士「保健福祉学」の学位を取得。テーマ「母乳中に含まれる風疹ウイルスに対する IgA 抗体と母子の感染予防に関する研究」。平成 7 年－平成 16 年 3 月自治医科大学看護学部(母性看護学　講師)を経て，平成 16 年 4 月から群馬パース大学保健科学部看護学科に勤務(准教授　平成 23 年から教授)。専門分野は母性看護学・助産学。

● 澤田只夫

東邦大学理学部生物学科卒業。米国北テキサス州立大学大学院にて，生物科学修士(MS)，テキサス大学健康科学センター大学院大学にて，バイオメディカルサイエンス博士(PhD)を取得。前群馬パース大学保健科学部助教授。専門分野は，解剖生理学，生化学，内分泌学。

なるほど，解決！妊・産・褥婦のよくあるトラブル
[ハイブリッド CD-ROM 付]

発　行	2005 年 8 月 1 日　第 1 版第 1 刷©
	2022 年 11 月 1 日　第 1 版第 4 刷
著　者	早川有子・澤田只夫
発行者	株式会社　医学書院
	代表取締役　金原　俊
	〒113-8719　東京都文京区本郷 1-28-23
	電話　03-3817-5600(社内案内)
印刷・製本	アイワード

本書の複製権・翻訳権・上映権・譲渡権・貸与権・公衆送信権(送信可能化権を含む)は株式会社医学書院が保有します．

ISBN978-4-260-00110-6

本書を無断で複製する行為(複写，スキャン，デジタルデータ化など)は，「私的使用のための複製」など著作権法上の限られた例外を除き禁じられています．大学，病院，診療所，企業などにおいて，業務上使用する目的(診療，研究活動を含む)で上記の行為を行うことは，その使用範囲が内部的であっても，私的使用には該当せず，違法です．また私的使用に該当する場合であっても，代行業者等の第三者に依頼して上記の行為を行うことは違法となります．

|JCOPY| 〈出版者著作権管理機構　委託出版物〉
本書の無断複製は著作権法上での例外を除き禁じられています．複製される場合は，そのつど事前に，出版者著作権管理機構(電話 03-5244-5088，FAX 03-5244-5089，info@jcopy.or.jp)の許諾を得てください．

〔本書の使い方〕

◎本書は，妊・産・褥期によくみられるトラブルのなかから，その後の女性の生活にも影響を及ぼす便秘，痔をはじめ，貧血，体重管理，乳房のトラブルについて取り上げています。

◎各章とも，おおむね次のような流れで構成されています。どこから開いても必要な情報が得られるように配慮しています。
　①トラブルの基礎知識
　②トラブルの起こる理由
　③妊・産・褥期に起こると心配なわけ
　④トラブルの予防法
　⑤トラブルの解消法

◎添付された CD-ROM には，各トラブルの具体的な予防法や解消法，効果のある食材を使った料理などが豊富な写真とともに掲載されています。一緒に見ながら解決していきましょう。

◎操作方法
　①CD-ROM をコンピュータのドライブに入れると，自動的に目次が開きます。
　②目次が自動起動しない場合は，Windows では「マイコンピュータ」に，Macintosh ではデスクトップにアイコンが表示されますので，アイコンをダブルクリックして開き，さらに index.html をダブルクリックすると，目次が開きます。
　③目次から各項目にジャンプします。

◎動作環境
　本製品に収載されている HTML ファイルを表示させるためにはインターネットブラウザが必要です。Internet Explorer™ 5.5 以上(Macintosh™ 環境では 5.1 以上)または，Netscape Navigator™ 7.0 以上でご覧ください。
　Safari™，Opera™ などでご覧いただくと一部文字化けなどの現象が生じることがあります。ご利用のシステム環境に合わせたソフトウェアをインストールしてご使用ください。

はじめに

　本書は，妊娠によって生ずるさまざまなマイナートラブルのうち，最も頻度が高く，その後の長い女性の一生に影響を及ぼすトラブルを選んで，原因から解決法までを質問形式でまとめたものです。便秘，痔，貧血，体重管理，乳房の5つを取り上げました。それぞれの項目について，解剖生理学・生化学・内分泌学の基礎的知識から，具体的な症状，検査・治療法，そして予防法とケアの実際まで，エビデンスに基づき解説しました。

　妊・産・褥婦のケアにかかわる初心者から熟練した専門家までのすべての人に，「なるほど，そうだったのか！」とトラブルの原因と解決法について，納得していただけるよう根拠となるデータや写真，イラスト，図表を豊富に活用し表現しました。また，困った時に「すぐに解決法を教えてくれる本」として，妊・産・褥婦さんにも活用していただけると思います。

　付録につけた CD-ROM には具体的な予防法や解消法，効果のある食材を使った料理法などを写真とともに入れました。

　CD-ROM はハイブリッド版なので，ほとんどのパソコンで利用できます。ぜひ活用してください。

　内容について簡単に紹介します。

　便秘については，便秘はなぜ起こるのか，妊・産・褥婦が便秘になりやすいわけ，便秘になるとなぜよくないのか，便秘にならないようにするためにはどうすればよいのか，どうケアすればよいのか，などについて書いています。また，便秘に効果のあるツボ療法を紹介していますが，イラストと写真を見ながら簡単に試していただくことができると思います。CD-ROM には食物繊維の豊富な食品を，食べる量をイメージできるようにすべてを20gに統一して紹介しました。筆者らが何度も試食を繰り返した，簡単でおいしい料理法もたくさん載せました。

　痔の章では，筆者らが長年臨床で研究・実践して得たデータを掲載しています。このデータからいかに多くの妊・産・褥婦が痔に苦しんでいるかを知っていただき，予防するためのケアに積極的にかかわってほしいと願いながらまとめました。脱出した痔の環納法や肛門括約筋を鍛える体操も紹介しています。

　貧血については，思春期からの栄養管理がいかに大切であるか，妊婦の貧血は毎日のバランスのとれた食事で予防できることを解説しました。食物繊維と同じように，CD-ROM には貧血によい食品と料理法を紹介しました。とくにレバーなど，においのある食

品の調理法は，ぜひ一度試していただきたいものです．

　体重管理では，なぜ肥満・やせが妊・産・褥期に問題なのか，その問題点と解決法を解説しています．肥満の解決法は栄養のコントロールのほかに，妊婦の姿勢と靴の関係を写真で紹介し，散歩を奨励して，その時の靴の選び方にもふれています．また，妊婦のやせ，低栄養の胎児への影響と，最近話題になっている「成人病胎児期発症説」について，低出生体重児の問題とは，単に未熟であるということだけでなく，後の成人病発症に重大な問題が潜んでいることなど，妊娠時の体重管理の重要性を述べました．

　母乳に関しては，これまで科学的なデータの少なかった母乳の味（乳糖度，乳塩分），母乳中の成分（総コレステロール値，中性脂肪値，乳混濁度）について，筆者らの研究結果を中心に述べています．そして，母乳育児に関する妊・産・褥婦の生の声をたくさん紹介しています．どのような時にトラブルは起きたのか，どのようにして解決したかなど，当事者の生の声は参考になると思います．また，母乳はなぜ白いのか，血乳が出るのはなぜか，乳房マッサージで乳房が軽くなるのはなぜか，食べものによってどんな影響があるのか，などを理解していただけると思います．

　本書は，解剖生理学，生化学，内分泌学の分野を主に澤田が担当し，妊・産・褥婦への影響，予防とケアについては，早川が主に担当しました．

　執筆にあたり，自治医科大学，および附属病院の諸先生，助産師の皆さまに多くの助言をいただきました．なかでも産婦人科の渡辺尚先生，助産師の渡辺道子さん，消化器外科の佐藤知行先生，須藤俊明薬局長，宮本佳代子栄養部室長にはご協力と貴重なアドバイスをいただきました．また，写真，CD-ROM の作成には早川の夫である早川祥一の協力があったことも書き記したいと思います．

　最後に，本書の出版に際して，ご協力をいただきました医学書院の河田由紀子さんに感謝申し上げます．

2005年　初夏

早川有子・澤田只夫

目次

第1章 便秘のトラブルを解決しよう

Q 「便秘」はどうして起こるの？ ... 2
「便秘」に関する基礎知識 ... 2
便秘の分類 ... 6
妊娠期に起こりやすい理由 ... 8
産褥期に起こりやすい理由 ... 10
その他の要因 ... 11

Q 妊・産・褥婦の便秘はなぜ心配？ ... 12
妊娠期の場合 ... 12
産褥期の場合 ... 13
妊娠と便秘の関係 ... 13

Q 便秘の予防とケアの方法は？ ... 15
生活習慣を整える ... 15
便性を軟らかく保つ ... 16
腸の蠕動運動を促す ... 21
筋力の増強とツボ刺激 ... 23
下剤・漢方薬・坐薬の使用 ... 26

Q 「褥婦」の便秘ケアの方法は？ ... 30
マッサージ・体操をする ... 30

第2章 痔のトラブルを解決しよう

Q 「痔」はどうして起こるの？ ... 36
「痔」とは何か？ ... 36
妊・産・褥婦が痔になりやすい理由 ... 41

Q 妊・産・褥婦の痔はなぜ心配？ ... 47
痔による不安 ... 47

Q 「痔」の予防はどうすればいいの？ ... 49
便秘を防ぐ ... 49
血液循環を促進する ... 49
腸粘膜の刺激を避ける ... 56
痔核がある人は，妊娠前に治しておく ... 57

Q 「痔」に対するケアの方法は？ ... 59
痔核を環納する方法 ... 59
分娩時の無理な努責を避ける ... 60
ツボ療法を行なう ... 62
坐薬・軟膏の使用 ... 63
妊娠時の痔の手術 ... 65

第3章 貧血のトラブルを解決しよう

Q 血液の基本的な働きとは? ……… 68
血液・血球・血漿とは? ……… 68
血液の働き ……… 69

Q 妊・産・褥期の「気になる貧血」とは? ……… 70
貧血とは…… ……… 70
貧血の分類 ……… 70

Q 妊・産・褥婦はなぜ貧血になりやすいの? ……… 74
妊娠が母体に及ぼす影響 ……… 74
妊娠前・出産後の影響 ……… 77

Q 「貧血」はなぜ問題なの? ……… 78
貧血の症状 ……… 78
分娩時に微弱陣痛になりやすい ……… 79

Q 「貧血」の予防はどうすればいいの? ……… 80
食習慣を見直す ……… 80
過多月経の原因に注意する ……… 83

Q 貧血のケアの注意点は? ……… 84
貧血の検査はどんなものですか? ……… 84
貧血の症状への対応 ……… 85
貧血に効く「ツボ」 ……… 86

Q 貧血のための栄養指導の基本は? ……… 87
食事指導の基本 ……… 87
鉄分を効率よく摂取するには ……… 90
貧血を改善する「鉄分」以外の栄養 ……… 92
鉄分の吸収にかかわる栄養成分 ……… 93

Q 鉄剤はどのように使用するの? ……… 98
鉄剤を使用する場合 ……… 98

第4章 体重管理のトラブルを解決しよう

Q 「肥満」はなぜ問題なの？ ……102
「肥満」とは ……102
妊婦の肥満の原因 ……103

Q 「肥満」の予防とケアの方法は？ ……106
生活習慣を整える ……106
体重管理をする ……106
食習慣を再検討する ……111

Q 「やせ」は母体にどう影響するの？ ……116
「やせ」が母体にもたらす弊害 ……116
低栄養状態の母体が胎児に与える影響 ……117

第5章 乳房のトラブルを解決しよう

Q 乳汁分泌の機序って？ ……122
乳汁分泌の機序 ……122
母乳の質 ……125

Q 乳房トラブルはなぜ起こるの？ ……129
乳房トラブルとは？ ……129
医療者側の問題 ……130
トラブルを生じさせる状況 ……132

Q 乳房トラブルが起こるとどうなるの？ ……134

Q 乳房トラブルの予防とケアの方法は？ ……140
妊娠中の予防法 ……140
産褥期の予防とケア ……143

ひとくちメモ

便秘	交感神経と副交感神経	4
	ツボ刺激	25
痔	静脈弁	40
	便意をコントロールできるから怖い!?	45
	軟膏やゼリーの使用にあたっては薬剤アレルギーの有無を確認！	63
	痔の薬の使い方	64
貧血	小球性低色素性貧血の診断に必要な数値の求め方	72
	水血症	75
	平揉法とは	86
	ヒジキとヒ素	88
	鉄分の吸収の原理	89
	葉酸	94
	鉄剤総投与量の算出方法	99
体重管理	妊娠高血圧症候群	104
乳房	母乳の理解を深める血漿の知識	126
	吐乳	141
	乳房のうっ滞とうっ積	144
	冷罨法	145
	よい乳房とは	156
	母乳の冷凍保存	159

コラム

痔	内痔核の脱出・脱肛のある妊婦さんからの相談	61
乳房	乳管開通の処置	148
	カレーの乳房への影響	154
	育児サークルで仲間づくり	160

CD-ROM 目次

便秘
1. 便秘の解消によく効くツボ
2. 便秘予防に効果的な料理
3. 食物繊維の豊富な食品
4. 食物繊維の豊富な食品一覧
5. [産褥期]便秘に効果のある腹筋体操

痔
1. 妊・産・褥婦は痔になりやすい
2. 肛門括約筋を鍛える体操
3. 脱出した痔核の環納法

貧血
1. 貧血によい料理
2. 鉄分の豊富な食品
3. 鉄分の豊富な食品一覧
4. 貧血に効くツボ

体重管理
1. 妊娠中の健康管理日記 記入例
2. 妊娠中の健康管理日記 記入用紙
3. あぐらを組む運動
4. 妊婦の靴の選び方

乳房
1. 乳頭の手入れ
2. 乳房トラブルを起こしやすい食品

ブックデザイン●Push-up（並河野里子＋根本佐知子＋原田恵都子＋沖直美）

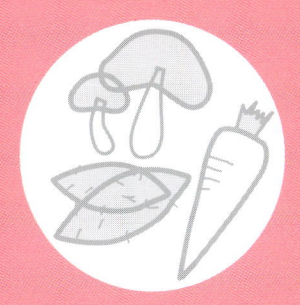

第1章

便秘のトラブルを解決しよう

便秘のケア　Caring Caring Caring Caring Caring Caring Caring

Q 「便秘」はどうして起こるの？

　そもそも，「便秘」とは何でしょうか。一般に便秘とは，糞便が長時間，大腸内に停滞しているために，糞便中の水分が少なくなり，便の排出が困難になり，3～4日以上排便を欠く状態をいいます。排便回数が少ないだけでは便秘とはいえず，頭痛や腹部膨満感などの症状，排便時の腹痛や排便困難などを伴い，日常生活に支障をきたす場合や毎日排便があったとしても残便感などの愁訴を伴うものは「便秘」といいます。

　妊娠をしていない女性でも，便秘の悩みを抱える人は少なくありませんが，妊娠期，そして産褥期は以下に述べるような理由で，特に便秘が起こりやすい状況にあるといえます。

　では，なぜ妊・産・褥婦に「便秘」が起こりやすいのかという前に，消化器官の構造，および排便のメカニズムなどの基本的な知識を整理しておきましょう。

「便秘」に関する基礎知識

消化器官の構造

　消化器官全体は，口腔から食道を通り，胃，小腸（十二指腸，空腸，回腸）に続く長さ7～8mほどの腸管と，それに続く大腸は長さ1.5mの腸管で盲腸と結腸（上行結腸，横行結腸，下行結腸）からなり，その後，S状結腸，直腸，肛門へと続く消化器官を形成しています（図1・2）。成人の1日の排便量は80～180gといわれています。

便秘

図1　消化器系の全体図

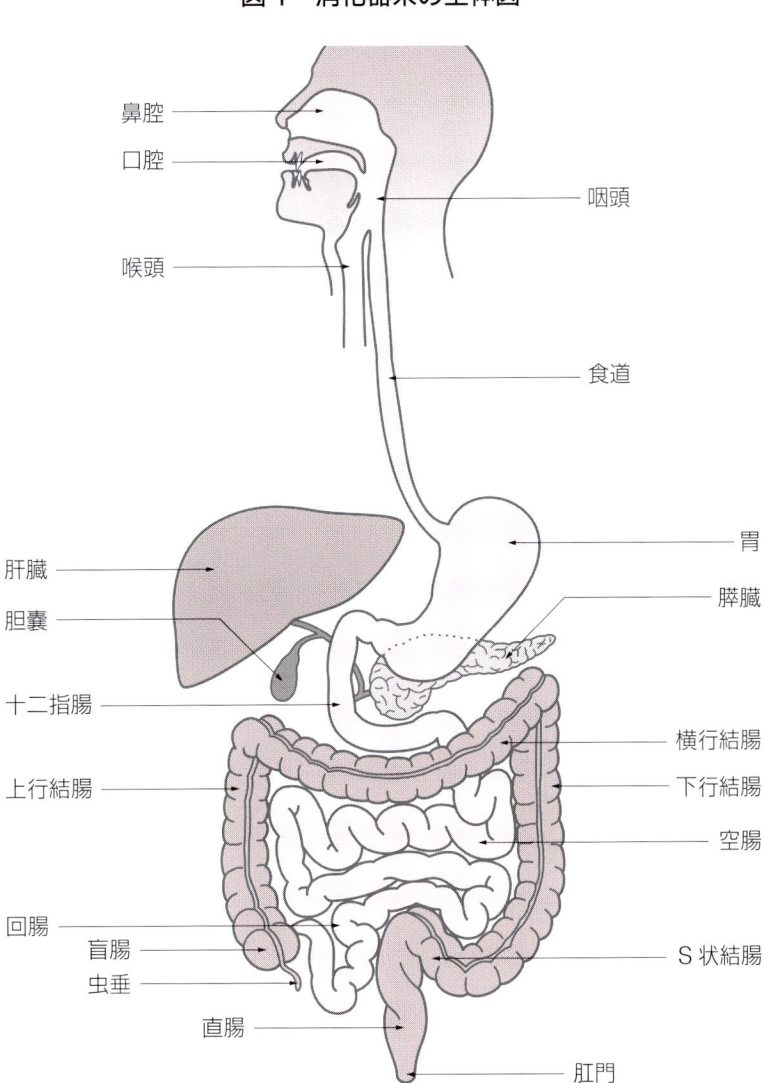

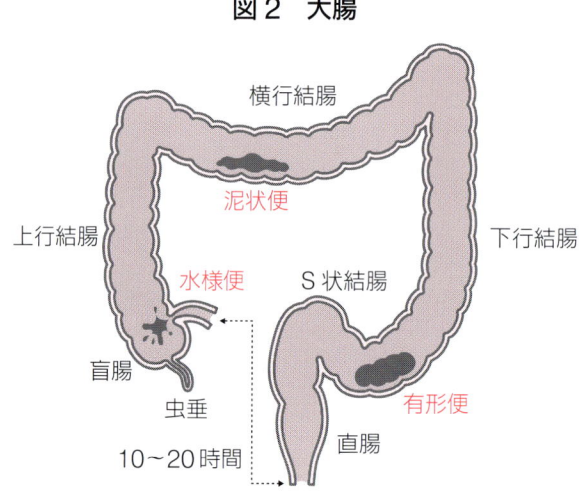

図2　大腸

排便のメカニズム

　排便のメカニズムは**図3**のとおりです。摂取した食物のうち消化・吸収されなかったものが，糞便となって排出されるメカニズムを知っておくと，ケアに役立ちます。

ひとくちメモ

[交感神経と副交感神経]
　自律神経は交感神経と副交感神経とからなっています。交感神経は，腸管蠕動運動の低下，内肛門括約筋（平滑筋）の収縮に働き，副交感神経は腸管蠕動運動の亢進，内肛門括約筋の弛緩に働きます。また，外肛門括約筋（随意筋）は意識的に肛門を締めつけ排便を我慢させることができます。

図3 排便のメカニズム

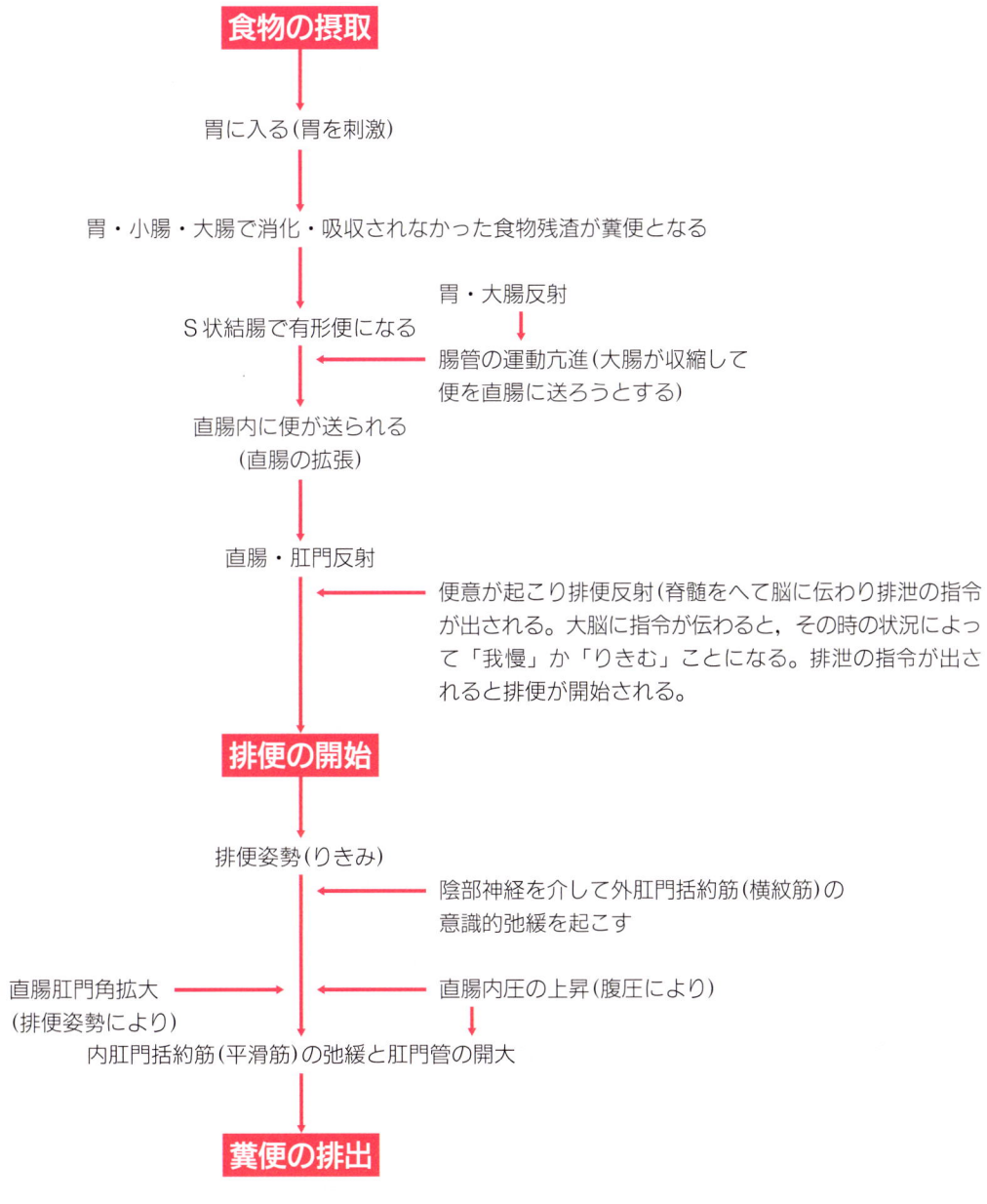

便秘

便秘の分類

便秘の分類は，経過によって急性，慢性に分けられ，さらに成因によって機能的便秘，器質的便秘に分けられます。機能的便秘には大腸性便秘（弛緩性便秘，痙攣性便秘）と直腸性便秘（習慣性便秘）があります。器質的便秘は，大腸内あるいは他に器質的病変があり，腸内容物の輸送が障害されて起こります。

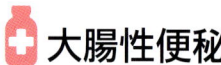大腸性便秘

①弛緩性便秘：

不規則な生活習慣，肉類中心の欧米化の食事が誘引となり，大腸の運動機能の低下（腸管壁の緊張や蠕動運動の低下）により，大腸内容物の通過が遅延し起こる便秘をいいます（**図4**）。食事療法の基本は「腸の蠕動運動を高める」ことです。そのためには，普段の食事で食物繊維を多くとるとよいでしょう。

②痙攣性便秘：

腸壁の神経機能障害として，副交感神経系の過緊張により，特に横行結腸以下の腸壁が痙攣を起こし収縮するために，内容物の通過が阻害されて起こります。

図4　弛緩性便秘

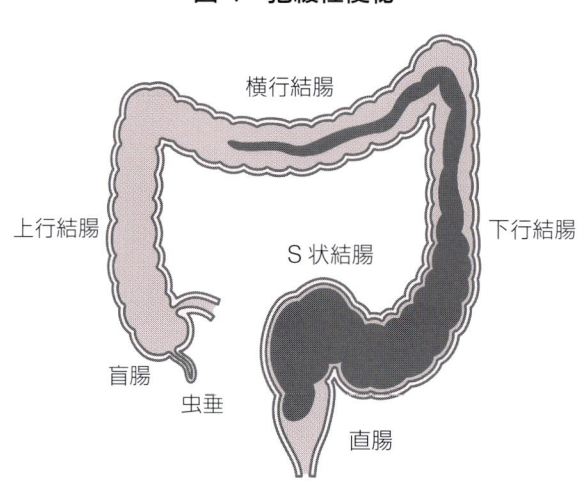

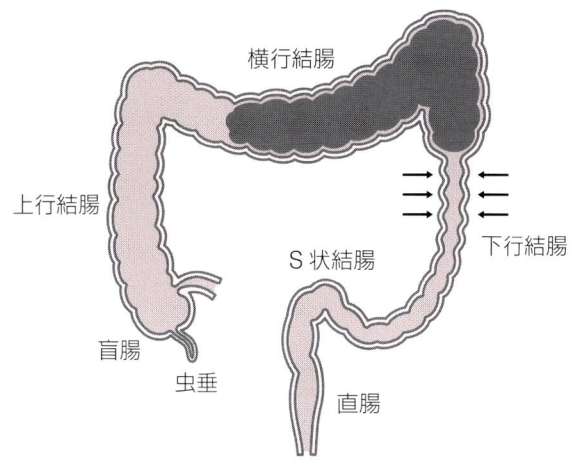

図5 痙攣性便秘

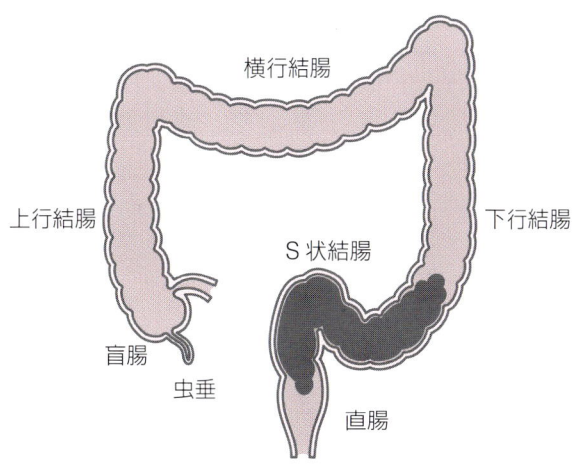

図6 直腸性便秘

この時，直腸内はほとんどが空か，小さな硬い糞塊が少量あるような状態になります。そして，腸が緊張し蠕動運動が亢進している状態になっています(**図5**)。このような時は水溶性食物繊維をとるとよいでしょう。

直腸性便秘（習慣性便秘）

便意はしばらく我慢すると直腸壁の緊張が低下するため消失します。また意識的に外肛門括約筋の緊張を強めて排便を抑えることも可能です。このようなことを常に行なっていると，直腸壁が拡張したままの状態が続き，内容物が多くなっても普通の直腸圧では便意が起こらなくなってしまいます。この状態を直腸性（習慣性）便秘といいます（図6）。日本人の便秘の大半を占めています。

妊娠期に起こりやすい理由

ホルモンの影響から

女性は妊娠すると，黄体ホルモン（プロゲステロン）が妊娠初期には妊娠黄体から分泌され，その後妊娠中・後期になると，胎盤の栄養膜合胞体層（シンシチウム）から多量に分泌されるようになります。このホルモンは妊娠中，子宮（平滑筋）の収縮を抑制すると同時に，腸など他の平滑筋からなる臓器を弛緩させてその働きを鈍らせる作用があり，妊娠中は非妊時よりもこの黄体ホルモンが高値となるために，便秘の傾向が強まるといわれています。

黄体ホルモンは妊娠経過とともに増加し，8～9か月でピークを示し，10か月でやや減少して，分娩に至ります。

子宮が胃腸を圧迫する

表1は，妊娠の週数と胎児の発育の流れです。これによると，胎児は妊娠20週以降は4週ごとにほぼ500ｇずつ大きくなっていることがわかります。このように急激に大きくなった子宮が，妊婦の胃や腸を圧迫するために，大腸の蠕動運動が弱まり，便秘になりやすくなります。

妊娠のストレス

自律神経（交感神経・副交感神経）は精神的な影響を受けやすく，妊娠はそれだけでストレスになりやすいので，腸の働きに影響します。交感神経は緊張してい

表1 妊娠週数と胎児の発育

妊娠週数	身　長	体　重
0～ 3 週	0.08～0.16 cm	
4～ 7 週	2.5～ 3.0 cm	
8～11 週	7.0～ 9.0 cm	20 g
12～15 週	14.0～17.0 cm	100 g
16～19 週	25.0 cm	250 g
20～23 週	30.0 cm	650 g
24～27 週	35.0 cm	1000～1100 g
28～31 週	40.0 cm	1600～1800 g
32～35 週	45.0 cm	2000～2500 g
36～39 週	50.0 cm	3000～3300 g

文献1）より一部改変

る時に腸の働きを抑制し，副交感神経は気持ちがゆったりしている時に腸の働きを亢進します。したがって，妊娠による生活の変化などから，ストレスを受けやすい状況になると，骨盤内の自律神経も不安定状態になり，腸の運動に影響が出てくることが考えられます。これに，先に述べたような要因が加わり大腸の蠕動運動が低下すると，「弛緩性便秘」の状態になりやすくなってしまいます。

つわりと運動不足

　つわりが始まると妊婦は気分がすぐれないために，家にこもりがちになります。そのため運動不足になりやすく，さらに気分がすぐれないことからくる精神的なストレスが，自律神経へ悪影響を与えることも考えられます。また，つわりによって，妊婦が水分の摂取を控えるようになると，腸管が糞便に含まれる水分を吸ってしまうため，ほどよい軟らかさの便が出なくなってしまうこともあります。

激しい運動や体力を使う労働の減少

　妊娠すると一時的に就業から離れて家庭に入ったり，家事労働を軽減したりするなど生活環境が変わることがあります。さらに，今まで運動をしていた人でも妊娠すれば，一般的に無理な運動は控えるようになります。そのため全身の筋力

が低下し，特に排便時に必要な腹筋力の低下が起こり，便秘の原因となることがあります。

産褥期に起こりやすい理由

🧴 便意を我慢させてしまう「疼痛」

　　分娩時に会陰切開などが行なわれ，創部に疼痛がある場合，産後しばらく，褥婦が便意を我慢してしまうことがあります。

　「傷が痛くなると思うと便が出ない」「りきむと傷が離開しそうで怖い」「排便時，便が硬いと創部が痛くてつらい」。これらは実際に筆者が褥婦へのインタビューで得た言葉です。しかし，便意を我慢し続けると，大腸が便に含まれる水分を吸収してしまい，便が硬くなって排便が困難になり，そのためりきむことが多くなり，痔核症状をも誘発することになってしまいます。

🧴 慣れない育児

　　「食事をゆっくり味わって食べることがない」「立ったまま食べることもある」「自分の食事はあるもので簡単にすませている」

　母親になったばかりの女性は，慣れない育児に追われ，自分のことは後回しにしてしまう様子が上記の言葉からうかがえます。子ども優先の生活を送るなかで，つい便意を我慢してしまう，食事をゆっくりとることができない。こうした微妙な生活リズムの乱れが，便秘の原因となってしまいます。

　便意は，しばらく我慢していると直腸壁の緊張が低下することによって消失してしまいます。そして，便意の抑制の習慣が持続すると，排便反射の低下を招き直腸性便秘を引き起こす原因になります。

その他の要因

💊 加工食品の増加，食事の欧米化

　　　大量に出回っている加工食品（漬物類，佃煮，肉加工製品，干物・乾物類，ジャム，菓子，清涼飲料水など）や欧米化した食事は，これまでの低脂肪・高繊維の日本の食事に比べて肉類中心で高脂肪・高たんぱく・高糖分であるといえます。また，欧米の食事は野菜が少なく食物繊維が不足していることも指摘されています。

　　　妊婦・褥婦に限ったことではありませんが，弛緩性便秘の時には，食物繊維の多い食事を1日3回規則正しくとることが便秘解消の近道となります。

💊 食生活の乱れ（朝食抜きなど）

　　　空腹時に食べ物が胃に入ると，反射的に大腸全長にわたって蠕動運動が亢進し（胃・大腸反射），S状結腸の糞便は直腸に送られます。この反応は，特に朝食後に最も強く出るといわれており，朝食を抜くことは，排便のリズムを狂わせる原因にもなってしまいます。また，時間に追われ，排便を我慢するとだんだんと便意を感じなくなってしまいます。

💊 貧血と鉄剤の内服

　　　妊娠中に鉄欠乏性貧血となって，鉄剤を投与される人は多いですね。しかし，鉄剤を服用すると，副作用として胃腸障害を起こし，胃のむかつきや不快感といった症状を訴える人もいます。また，便秘や下痢が誘発されることもあります。下痢の場合には，ミネラル不足が重要な問題となります。

Q 妊・産・褥婦の便秘はなぜ心配？

それでは，出産前後の便秘はなぜ問題なのでしょうか。ここでは，便秘が妊・産・褥婦に及ぼす影響について考えてみたいと思います。

妊娠期の場合

便秘がつわりを強めてしまう

妊娠初期は，つわりによる嘔気・嘔吐・食欲不振などに悩まされる人がたくさんいます。初めての妊娠であれば，それだけでも相当なストレスを感じるでしょう。さらに妊娠初期は，黄体ホルモンが分泌され，腸の蠕動運動の低下による便秘になりやすい時期でもあるため，つわりと重なると妊婦の精神的負担は増大し，さらにつわりの症状を強める可能性があります。

便秘は痔核症状を誘発する

便秘は，妊娠・分娩・産褥のいずれの時期においても痔核症状を誘発する可能性を高めます。便秘になると，硬便を排出するため強いりきみを繰り返し，直腸肛門管周囲の静脈がうっ血し痔核を形成しやすいのです（痔核についての詳細は36ページ～）。また，和式トイレの場合，長時間の排便姿勢や冬期のトイレの寒さによる刺激なども痔核症状を誘発します。

生活上の不快感が増す

一般の妊婦についてももちろんですが，特に切迫流早産などで安静が強いられ

る妊婦は，運動不足による便秘になりやすく，食欲不振や腹部膨満感，不眠，イライラ感の増大など便秘に伴う不快感をより強く感じることがあります。

流産が助長される可能性がある

下腹部の安静が必要な妊婦が，便秘のため，排便時に下腹部へ力を入れたり，下剤を内服すると下痢を起こすなどの弊害を生じる可能性があります。この結果，安静がまもれなくなり，下腹痛を引き起こしてしまったり，場合によっては子宮収縮を誘発してしまう危険性もあります。

産褥期の場合

産後の子宮収縮が悪くなる

産後の子宮収縮が悪くなる原因として，骨盤底の過度の伸展・圧迫などにより収縮力が減少することが考えられます。解剖学上，子宮は膀胱と直腸に挟まれるような格好になっているため，膀胱に尿がたまると子宮を押し上げてしまい（100 mLたまると子宮が10 mm上昇するといわれている），子宮収縮は悪くなります。

特に帝王切開を受けた場合などは，縫合部の疼痛や離開などの不安から，便を我慢してしまう傾向があるので，注意が必要です。

妊娠と便秘の関係

データからみると

坂口ら[2]は，9年にわたって，妊・産・褥婦に対して質問紙によるアンケート調査を行ない，妊娠・分娩に伴う排泄（排便・排尿）状況の変化を調査しました。

表2～4に示したデータが，その調査結果の一部です。この結果をみると，排便状況の悪化に関連があると考えられる「排便の規則性なし」「排便困難」「硬便」「便柱の太さ」が"ある"と答えた人は，初産，経産にかかわらず，妊娠の

経過に伴って増加する傾向がみられます。

　また，同報告の中で坂口らは，初産婦が経産婦に比較して排便状況に困難を感じる割合が高いことも指摘しています。

表2　初産婦が回答した排便状況

(%)

	非妊時	妊娠初期	妊娠末期	分娩後1か月
規則性なし	46.3	59.6	57.9	62.3
排便困難	41.9	44.9	50.5	57.2
硬便	19.4	21.6	34.7	40.7
便柱の太さ	5.3	4.3	8.1	19.2

文献2）より一部改変

表3　1回経産婦が回答した排便状況

(%)

	非妊時	妊娠初期	妊娠末期	分娩後1か月
規則性なし	38.6	51.0	54.0	54.0
排便困難	29.3	37.3	50.0	57.8
硬便	13.2	19.1	33.9	40.1
便柱の太さ	5.7	6.5	11.6	18.8

文献2）より一部改変

表4　2回経産婦が回答した排便状況

(%)

	非妊時	妊娠初期	妊娠末期	分娩後1か月
規則性なし	44.4	47.6	52.4	50.9
排便困難	33.9	36.8	39.7	59.3
硬便	20.0	16.1	20.3	46.4
便柱の太さ	9.5	8.2	12.9	20.4

文献2）より一部改変

Q 便秘の予防とケアの方法は？

便秘

これまで、「便秘」が起こる原因や妊・産・褥婦に及ぼす影響などをみてきました。次は、便秘で悩む妊・産・褥婦に対して具体的にどのような予防とケアを提供できるのか、考えてみたいと思います。

生活習慣を整える

規則正しい食習慣を心がける

　　　生活習慣、特に食生活を整えることが「便秘」の予防・ケアとして不可欠です。

　便意は、いくつかの刺激が関連しあって引き起こされます。摂取した食物が胃を刺激し、大腸は反射として蠕動運動を促進します。大腸の反射と直腸に送られた便塊が直腸粘膜を伸展させると、その伸展刺激が脊髄上行路の知覚神経を通過し、大脳皮質の知覚領域に到達すると、それが「便意」と認識され、肛門括約筋が緩んで排便が起こります。

　したがって、食物の摂取はこの一連の刺激の発端として重要であるといえます。1日3食の食事を規則正しくとり、生活のリズムを整え、身体のリズムを整えることによって腸が刺激され、便意が起こりやすくなります。バランスのよい食事を3回、しっかりととる。基本的なことですが、このことが「便秘」の予防にもなり、また産褥の回復を早めることにもなるのです。

排便のリズムも大切

　先に述べた排便の一連の"流れ"が最も起こりやすいのは，朝食後1時間以内であるとされています。ただし，これは通常10～30分しか持続せず，1日に1～2回しか生じません。そのため，この時間にきちんと排便しておかないと，次に同じ反応が起こるのは，その半日から1日後になってしまいます。

　"起床時や朝食後は便を直腸に運ぶ胃・大腸反射が起きやすい"ということを念頭において，たとえ便意がなくても，この時間帯にゆっくりとトイレに入る習慣をつけるように，母親にすすめてみるのもよいでしょう。

　また，正常な便意があってもこれを我慢することを繰り返すと，排便反射が弱くなり，便秘症になってしまうことがあります。「便意があれば我慢しない」ということもあわせて伝えておきましょう。

体調全般を整える

　腸の蠕動運動は自律神経(交感神経・副交感神経)でコントロールされており，精神的なストレスの影響を受けやすい器官(交感神経が緊張している時は腸の働きが抑制され，副交感神経は気持ちがゆったりしている時に腸の働きを亢進する)でもあります。妊・産・褥期は心身の変化に伴って，精神的にも不安定になりがちで，こうしたことが，「便秘」を起こりやすくさせていることも考えられます。

　したがって，過度の精神的ストレスが生じないように環境を整え，8時間以上の十分な睡眠や，適度な運動で体調を管理することは，便秘解消の有効な手段であるといえます。

便性を軟らかく保つ

水分を十分に摂取する

　便性を軟らかく保つことは，便秘予防の観点からも重要です。食物繊維は水分を吸収して膨張するため，食物繊維と水分の摂取は便を軟らかくする効果があり

ます。

食物繊維を積極的にとる

食物繊維には多くの種類がありますが，大きく水溶性食物繊維と不溶性食物繊維の2種類に分類されます（**表5**）。

水溶性食物繊維は，小腸での消化抑制作用があり，胃内容移動時間や腸通過時間を遅延させます。腸内細菌による発酵を通じて，腸内細菌叢を改善させることに有効で，便秘の改善にも役立ちます。水溶性食物繊維は，ラッキョウ，ニンニク，ユリ根などに含まれます。

一方の不溶性食物繊維は，水分を吸収して膨張し，腸内通過時間を短縮させます。糞便の容量を増加させて腸管運動を亢進させるように働きます。異物として腸管を刺激し，通過を速めることで水分吸収を防ぎ，便が軟らかいまま排泄されるのを助けることから，便通調整の能力に優れています。腸内細菌による発酵を受けにくい性質もあります。大豆，小豆，にんじん，切り干し大根，さつまいも，きのこ類，海草類，コンニャク，玄米などに含まれています。

このことから，食物繊維には便のかさを増し，さらに水分を吸収・保持する性質があるため，便に適度な軟らかさを与えるほか，大腸菌やブドウ球菌，ウェルシュ菌など腸内の悪玉菌によってつくられた有害物質を吸着し，体外に排出する作用もあるため，腸内がきれいになります。また乳酸菌の一種であるビフィズス菌のような善玉菌が増えやすい環境を整える助けにもなることがわかっています。

しかし，**表6**に示した松枝らの調査結果をみても明らかなように，現代の妊娠・産褥期にある女性が1日に摂取している食物繊維の量は，文部科学省の推奨する摂取量は18～29歳では18g/日以上，30～49歳では18g/日以上で（七訂）食品標準成分表2018に比較して，妊娠初期・中期・後期・産褥期を通して少ない状況にあり，これらのことをふまえた栄養指導が大切です。（**CD-ROM「食物繊維の豊富な食品」**）。

プルーンを食べる

先にも述べたとおり，便秘にはいくつかの"おすすめ食品"がありますが，中

表5 主な食物繊維を多く含む食品一覧

(単位 g/100 g)

	水溶性	不溶性	総量
穀類			
麦こがし	5.2	10.3	15.5
小麦胚芽	0.7	13.6	14.3
押麦(大麦)	6.0	3.6	9.6
オートミル	3.2	6.2	9.4
ポップコーン	0.2	9.1	9.3
ライ麦パン	2.0	3.6	5.6
種実類			
ココナッツ	0.5	13.6	14.1
ごま(いり)	2.5	10.1	12.6
アーモンド(フライ, 味付け)	0.6	11.3	11.9
ピスタチオ(いり, 味付け)	0.9	8.3	9.2
甘栗	1.0	7.5	8.5
クルミ(いり)	0.6	6.9	7.5
ピーナッツ(いり, らっかせい)	0.3	6.9	7.2
松の実(いり)	0.5	6.4	6.9
豆類			
きな粉(全粒大豆)	1.9	15.0	16.9
いんげん(ゆで)	1.5	11.8	13.3
小豆(ゆで)	0.8	11.0	11.8
おから(新製法)	0.4	11.1	11.5
ささげ(ゆで)	0.8	9.9	10.7
えんどう豆(ゆで)	0.5	7.2	7.7
大豆(ゆで 国産)	0.9	6.1	7.0
野菜類			
切り干し大根	3.6	17.1	20.7
エシャロット	9.1	2.3	11.4
ごぼう(水煮)	2.7	3.4	6.1
グリーンピース(ゆで)	0.9	7.7	8.6
枝豆(ゆで)	0.5	4.1	4.6
果実類			
干し柿	1.3	12.7	14.0
乾燥なつめ	2.7	9.8	12.5
乾燥いちじく	3.3	7.6	10.9
乾燥あんず	4.3	5.5	9.8
乾燥プルーン	3.4	3.8	7.2

表5つづき

(単位 g/100 g)

	水溶性	不溶性	総量
乾燥バナナ	2.0	5.0	7.0
乾燥なつめやし	1.5	5.5	7.0
キノコ類			
アラゲキクラゲ(ゆで)	1.3	15.0	16.3
干し椎茸(ゆで)	0.3	7.2	7.5
シロキクラゲ(ゆで)	1.2	5.2	6.4
キクラゲ(ゆで)	0.0	5.2	5.2
藻類			
カワノリ			41.7
素干し青海苔			38.5
焼き海苔			36.0
あおさ			29.1
乾燥昆布(真昆布)素干し			27.1
味付け海苔			25.2
嗜好飲料類			
煎茶(粉末)	3.0	43.5	46.5
抹茶	6.6	31.9	38.5
ココア(ピュアココア)	5.6	18.3	23.9

文献3)より一部改変

表6 妊娠・産褥期の女性の食物繊維摂取量

(N=43)

	食物繊維摂取量(g/日)
妊娠初期	9.2±0.6
中期	10.3±0.4
後期	11.0±0.5
産後1か月	11.2±0.6

栄養素(Mean±SD) 文献4)より一部改変

でもプルーンが便秘によいのは，食物繊維であるペクチンが豊富に含まれているからです。乾燥したプルーン3個で約2gの食物繊維をとることができます。腸の蠕動運動を活発にするカリウムも含まれており，そのため便性を軟便に保つ効果があるばかりでなく，常用している便秘薬の薬効にも影響がないため心配あ

りません。

　妊娠中は，できるだけ便秘薬の使用は避けることが望ましく，その意味でもプルーンは安心して食べられる優れた便秘解消食品ということができます。

　一般的には，薬局や自然食品売り場などで購入することができますし，プルーンゼリー（100ｇあたり336 kcal）やプルーンのジャム，お菓子なども販売されています。おやつとして食することでも，ジャムとしてパンにつけることでも効果が得られるため，病院の食事メニューにプルーンを取り入れるよう働きかけることも，対策の1つではないでしょうか。

食物繊維を摂取する時の注意点

　食物繊維を多量に摂取すると，大腸内の細菌で分解されてガスを産生するため，腹部膨満などをきたし苦痛を伴うことがあります。そのため，便通をみながら調整することが必要です。また，鉄分・マグネシウム・亜鉛は，食物繊維と結合しやすいため，腸管からの吸収が阻害され，ミネラル不足になる可能性があります。そのため，サプリメントで不足分を補う必要があります。

　また，同じ便秘の症状でも，その種類によっては食事療法の仕方が正反対になる場合があります。

　「弛緩性便秘」は，大腸の運動機能が低下することによって起こる便秘である

図7　ごぼうのキンピラ

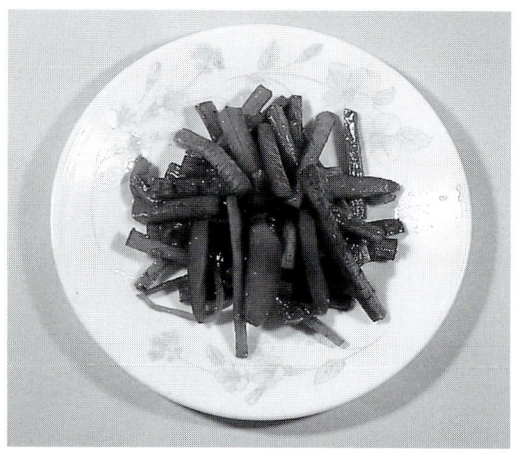

図8　おからの炒め煮

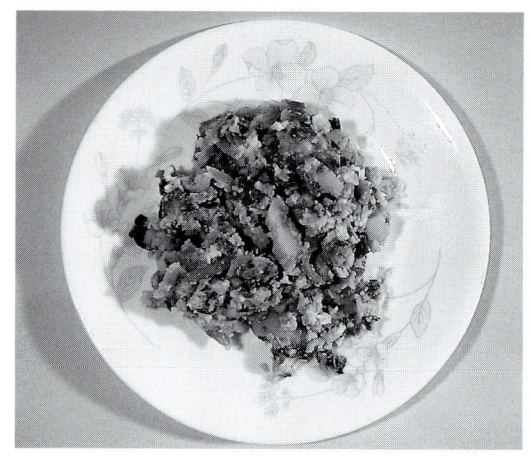

のに対して，「痙攣性便秘」は，副交感神経系の過緊張によって腸が痙攣を起こし，腸内の内容物の通過が阻害されるために便秘状態になるものをいいます。

　両者の違いにより，たとえば弛緩性便秘であれば，繊維・残渣の多いものや脂肪酸を含む催便食品をバランスよくとり，糞便量を増やして，腸への機械的・化学的刺激を与えることが排便へと導く方法として考えられます。しかし，痙攣性の便秘に同様のアプローチをすることはかえって逆効果となってしまいます。

　痙攣性便秘の場合は，できるだけ腸への刺激を少なくし（香辛料，アルコール，炭酸飲料などの摂取は控える），緊張を緩和する方向で，低繊維・低脂肪食を摂取するようすすめることが望ましいでしょう。

　こうした違いを理解し，適切なアセスメントを行なったうえでの指導を心がけたいものです（**CD-ROM「便秘予防に効果的な料理」，図7・8はそのー部**）。

油脂類を適量とる

　腸管内で脂肪酸となって腸管を刺激する油脂類が少なすぎると便は硬くなり，排便困難の原因となります。植物油を使ったてんぷら，フライ，野菜炒め，マヨネーズ，フレンチドレッシングなどを毎日，適量（10～20g/日必要）摂取すると効果があります。植物油にもいろいろありますが，最近は抗酸化作用が強いオレイン酸を含むオリーブオイルがよいとされています。

腸の蠕動運動を促す

冷たい牛乳，冷たい水，乳果オリゴ糖をとる

　朝食の前に，牛乳や水を飲むと，胃が刺激を受け，腸の動きを高めることができます。冷たいほうが胃を刺激する効果が高まります。

　乳酸菌の中でも代表的なビフィズス菌は，身体によい働きをする（**表7**）ことから「善玉菌」とよばれています。ビフィズス菌が増えると腸の蠕動運動が促進され，腸の働きが改善されます。規則的な排便のためには，腸内善玉菌と悪玉菌のバランスを整えることが必要であり，その善玉菌の代表であるビフィズス菌を増やすためには，そのエサになる乳果オリゴ糖（ラクトスクロース）をとることが大

表7　ビフィズス菌の働き

・乳酸や酢酸を生成し腸内を酸性に傾けるため病原菌の感染から体を守る。
・腐敗した細菌の発育を抑え，腸内腐敗産物の産生を抑制する。
・腸の蠕動運動を促し，便秘を予防する。
・体の免疫力を高める。
・発がん物質を分解する。

切です。オリゴ糖を好むのはビフィズス菌だけだといわれています。

　ビフィズス菌などの乳酸菌は寿命が短いので，オリゴ糖は毎日15gほど摂取し続けるとよいでしょう。市販の甘味料として，薬局などで購入することができます。ボトルタイプ(500g)，ステックタイプ(15g×30本入り)などがあります。

　ビフィズス菌を増やす食品としてはこのほかに，納豆・ニンニク・タマネギ・穀類・大豆などの豆類・野菜・いも類・海草類・きのこ類，ヨーグルトなどがあります。最近，ヨーグルトは容器の表示にこのことが明記されていることが多いようです。

蠕動運動を促進する化学物質

　硫化アリルやオレイン酸を含む食品は，腸の蠕動運動を促進する働きがあります。硫化アリルはタマネギ，ニンニクに含まれ，オレイン酸はオリーブオイルに含まれています。

湿潤のある食品を食べる

　粘り気のある食品や湿潤のある食品は，便の通りをなめらかにする作用があります。山いも，昆布，ワカメ，納豆，オクラ，バナナ，タマネギ，ごま，ごま油といった食品を積極的に摂取することも便秘解消の一助となるでしょう。

筋力の増強とツボ刺激

肛門括約筋を鍛える体操

　便秘に悩んでいる人には，外肛門括約筋の緊張と弛緩ができない傾向があります。そのため，肛門括約筋を鍛える体操を行なうことで，便意の意識的なコントロールが可能になると考えられます（51ページ参照）。

ツボ刺激を行なう

　ツボの刺激（→25ページのひとくちメモ）は穏やかに体調を整える働きがあります。ツボの圧迫刺激は腸の蠕動運動を促進し便意を出現させる効果があり，また，刺激したツボは自律神経にも影響を及ぼし，精神をリラックスさせる作用も得られます。特に「足の三里」は胃腸の経路上にあるツボなので，妊娠によって生じた便秘，胃もたれ，食欲不振などの症状が緩和されます（**図9**参照）。また，毎日刺激をしているうちに胃腸の調子を整え，活性化させてくれるため，特に便秘には効果があると思われます（**CD-ROM「便秘解消によく効くツボ」**）。

　ツボの刺激は就寝前，起床前，排便時に行なうのが効果的です。刺激が弱いため開始して3～5日目で効果が得られることが多いようです。

　なお，ツボの位置は，日本・中国・韓国で微妙にずれており，マッサージやはりなどの治療で使われる361のツボのうち，約4分の1が食い違っており，2005年夏までに国際的に統一されることになりました[5]。

温罨法で蠕動運動を促進する

　腰背部を温めて腸の蠕動運動を促進します。タオルを水につけてしぼり，電子レンジで温め，妊婦さんが気持ちいいと感じるぐらいの温度に調整してビニール袋に入れ（冷めない，衣類が濡れない），バスタオルで包み腰背部全体にあてます。これにより腸の蠕動運動が促進されます。菱沼ら[6]は，熱布による腰背部温罨法を実施したところ，施行直後に腸音が1.7倍に増加したことを報告しています。

図9 便秘のツボ

1）「合谷」手の甲側
　手の甲の人差し指と親指の骨の間を，両方の骨の交わる方向に親指で押していって，骨に当たる直前の窪み。反対の親指でしびれるような痛みがあるまで押す。1〜2分または50〜100回ほど押す。

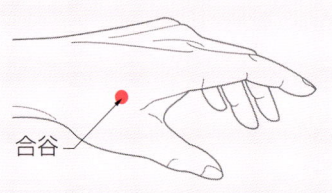

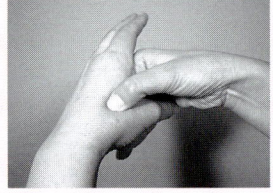

2）「神門」・「太淵」手の平側
　小指側の，手首の骨の下の窪みが神門。
　親指側の，手首の骨の下の窪みが太淵。
　親指の指先を立て，強く押し込むように何回ももむ。押すと小指が内側に曲がる。小指がしびれてくる。

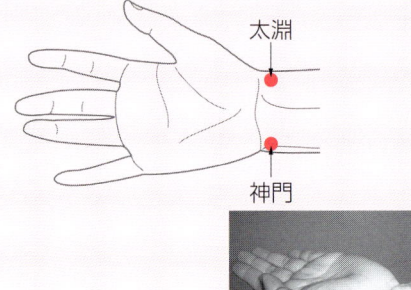

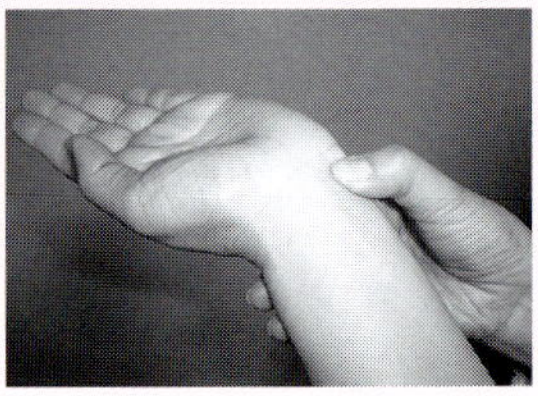

3）「足の三里」足の外側
　手の平を，膝のお皿（膝蓋骨）にのせ，人差し指の腹を脛骨の頂点に当てたとき，中指の先が当たり筋を感じるところ。足の薬指がしびれてくる。

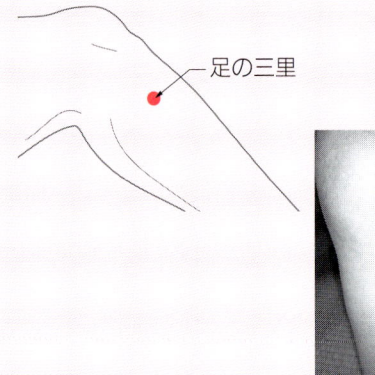

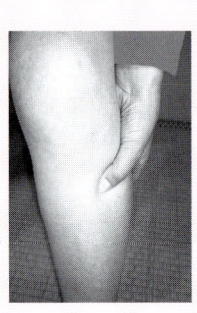

4）「三陰交」足の内側
　くるぶしから4横指上（7 cm・三寸）。親指を立てるようにして，上下左右に押す。

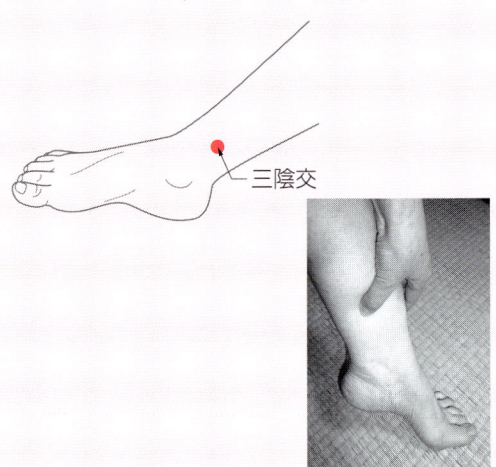

5）「大腸愈(だいちょうゆ)」腰の背中側
　腰骨の下がったところで，背骨の筋の外側の窪み。

6）「小腸愈(しょうちょうゆ)」
　大腸愈の下 3 cm ぐらいのところ。

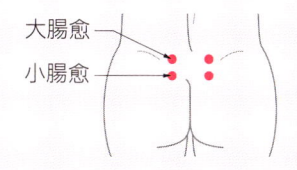

大腸愈
小腸愈

自分で圧す時
　仰向けに寝て，両手を強く握り締めて，人差し指と中指の付け根を尖らせて，腰のツボに当て，両膝を立ててこぶしの上に体重が載るようにして押す。

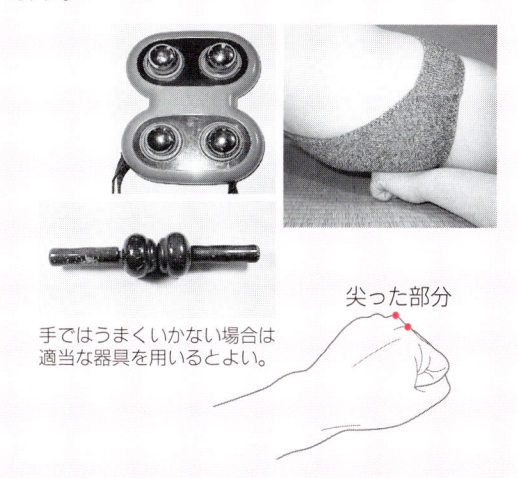

他人に押してもらう時

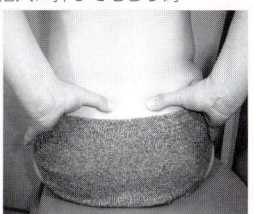

妊婦はイスなどに座って行なう

手ではうまくいかない場合は適当な器具を用いるとよい。

尖った部分

ひとくちメモ

［ツボ刺激］

　東洋医学では，人間の身体には一種の生命エネルギーである「気」が流れていると考えています。その気が流れる道筋が「経絡」であり，身体に何か異常があった時，気の流れが滞るところがツボです。

　ツボは経絡の上に分布し網の目のように身体にはりめぐらされ，それぞれの内臓器官，筋肉，骨，皮膚など，すべての組織につながっていて相互のバランスを整える役目を果たすことに深くかかわりあっています。

　身体に何か異常がある時，そこに関連するツボを刺激することによって滞った気の流れがスムーズになり，異常を回復させることができます。つまり，ツボ刺激は人間のもっている自然治癒力を高めて，症状を軽減させます。また，特に症状がなくても，日頃ツボを刺激することで気の流れを正常に保つことができ，病気の予防としてツボ刺激が行なわれています。

便秘

下剤・漢方薬・坐薬の使用

便秘対策の基本原則は食事指導と生活習慣の改善にあります。しかし，どうしても薬による治療が必要であると判断された場合には，下剤・漢方薬・坐薬が使用されます。

下剤使用時の注意

下剤の種類は，増量性下剤（膨張性下剤，塩類下剤，浸潤性下剤），刺激性下剤などに分類されます。一般的な使用では妊婦にも問題はありませんが，膨張性下剤のカルメロースナトリウムは大量投与すると子宮収縮誘発の危険があり，塩類下剤である酸化マグネシウムは胎児に高マグネシウム血症を生じる危険があります。高マグネシウム血症とは，心収縮の抑制，高度の場合は呼吸停止，心停止を起こすことをいいます。

膨張性下剤は，食物繊維と同じで，腸内で多量の水分を吸収することによって糞便量を増やし，物理的刺激で自然な排便を促します。習慣性はほとんどありません。代表的薬剤にはカルボキシメチルセルロースがあります。2～3日連用すると効果が出てきます。

塩類下剤は，非吸収性塩類によって腸内容が体液と等張になるまで水分を移行させるため，腸内容が増加し，腸の蠕動運動を刺激します。脱水や電解質異常を起こすことはありますが，習慣性はほとんどありません。代表的薬剤には酸化マグネシウムとクエン酸マグネシウムがあります。便秘に対する第1選択剤として用いられることが多い薬です。

浸潤性下剤は，便の表面張力を低下させて便中への水分の浸透を容易にし，膨潤化を起こし軟便化する下剤です。

刺激性下剤は，小腸，大腸の蠕動運動を亢進させます。小腸刺激性下剤にはヒマシ油があります。大腸の刺激性下剤にはセンノシドとセンナがあります。これは，腸の粘膜を刺激して，腸の動きを亢進する作用があります。下剤として，最も濫用されやすく習慣性があるため，徐々に増量せざるを得なくなるため，腸管の弛緩や電解質異常を引き起こすことがあります。また，便秘の増悪を招くこと

もあります。

　漢方薬は，主成分が大黄中のセンノシドで大腸刺激性下剤の一種です。一般に漢方薬は穏やかで安全といわれていますが，一部には非常に毒性の強い漢方薬もあるので注意して使用することが大切です。

　坐薬は，直腸に直接作用して，排便反射を刺激し蠕動運動を誘導して排便を促します。ビサコジルは腸の粘膜を刺激して蠕動運動を亢進させるため，直腸に炎症がある場合には注意を要します。便秘薬の一覧を**表**8にまとめました。

一般に使用されている下剤

酸化マグネシウム（カマ）

　胃の制酸作用も有し，腸内で炭酸水素塩となり，緩下作用，便を軟らかくする作用があります。

プルゼニド

　大腸の蠕動運動を促進し，かつ水分の吸収を抑制して排便を促します。

ラキソベロン

　刺激性下剤（大腸刺激性下剤）なので，急性腹症，痙攣性便秘には使用しないようにします。

テレミンソフト（坐薬）

　単純性便秘の時に使用します。大腸粘膜を刺激し，腸の蠕動運動を亢進させて排便を促進させる薬で，作用はさほど強くありませんが，15分〜1時間後に排便が発現します。

　坐薬の使い方：尖ったほうを肛門に挿入します。坐薬はとけやすいので冷蔵庫で保存します。

浣腸　グリセリン浣腸（40℃に保温して使用）

　浣腸剤はグリセリンが主成分です。グリセリンは便の通りをなめらかにする作用があるので，直腸に便がつまっている時に有効です。しかし，健常では，直腸に便がたまると大腸にこれを押し出そうとする反射運動が生じますが，浣腸を使いすぎると，直腸の便は常に排除されてしまい，正常反射がなくなってしまいます。そのため，直腸に便がたまった時，大腸に刺激がいかなくなる直腸性便秘になる可能性が高くなるので注意が必要です。また，腸を刺激しすぎて粘膜を傷め

表8 便秘薬一覧

薬品名	適応・作用	使用法	注意・禁忌・副作用
塩類下剤 酸化マグネシウム (略称:カマ)	〈適応〉 ①胃・十二指腸潰瘍,胃炎,上部消化管機能異常における制酸作用と症状の改善 ②便秘症 〈作用〉 ①胃酸を中和して,胃壁を保護するなど局所性の制酸作用 ②腸に移行して腸液のアルカリで炭酸水素マグネシウムとなり,塩類下剤として作用	〈制酸剤〉 1日数回に分割投与 〈緩下剤〉 食前または食後の3回に分割投与するか,就寝前に1回多量の水とともに服用	①長期・大量投与により胃・腸管内に結石を形成し腸閉塞の報告あり ②児には未確立 ③併用禁忌: ・ヘキサミンの効果減弱 ・大量の牛乳,Ca製剤(高Ca血症,高窒素血症,アルカローシス等)➡中止 ④鉄剤の吸収・排泄に影響を与える➡服用間隔をあける ⑤副作用: ・代謝異常(高Mg血症)➡減量,休薬 ・消化器(下痢等)
大腸刺激性下剤 センノシド (プルゼニド)	〈適応〉 便秘症 〈作用〉 大腸で腸内細菌の作用でレインアンソロンを生成し,大腸の蠕動運動を亢進する	〈錠剤〉 1日1回 (就寝前)	①連用で耐性増大➡長期連用回避 ②児には未確立 ③妊婦には大量投与回避(子宮収縮誘発,流早産の危険性) ④授乳回避(乳児に下痢) ⑤禁忌: 本剤またはセンノシド製剤に過敏症の既往歴,急性腹症の疑い,痙攣性便秘(腹痛等増悪),重症硬結便,電解質失調(特に低K血症)には大量投与回避 ⑥原則禁忌: ・妊婦または妊娠の可能性 ⑦副作用: ・過敏症(発疹等)➡中止 ・消化器(腹痛,悪心・嘔吐,腹鳴) ・電解質(低K血症)
大腸刺激性下剤 ピコスルファートナトリウム (ラキソベロン)	〈適応〉 ①各種便秘症 ②術後排便補助 ③造影剤投与後の排便促進 〈作用〉 腸管粘膜の腸管蠕動運動の亢進作用,水分吸収阻害作用により瀉下作用	〈錠剤〉 〈液剤〉 1日1回	①大腸検査前処置に用いる場合は水を十分に摂取 ②急性腹部疾患(虫垂炎,腸出血,潰瘍性結腸炎等)の患者には禁忌 ③妊婦には未確立 ④副作用: ・消化器(腹痛,悪心・嘔吐,腹鳴,腹部膨満感等) ・皮膚(じん麻疹,発疹等) ・肝臓(AST・ALTの上昇等)

表8　便秘薬一覧つづき

薬品名	適応・作用	使用法	注意・禁忌・副作用
膨張性下剤 カルメロースナトリウム (バルコーゼ)	〈適応〉 便秘症 〈作用〉 腸内で粘性のコロイド液となり、便塊に浸透し容積を増大，腸壁に物理的刺激を加え無理なく排便させる	〈顆粒〉 1日3回に分割投与 多量の水とともに服用	①多量(コップ1杯以上)の水とともに服用 ②児には未確立 ③妊婦には大量投与回避(子宮収縮誘発，流早産の危険性) ④急性腹症の疑い，重症硬結便には禁忌 ⑤副作用： ・消化器(悪心・嘔吐，腹部膨満感等)
大腸刺激性下剤 ビサコジル (テレミンソフト)	〈適応〉 ①便秘症 ②消化管検査時または手術前後における腸管内容物の排除 〈作用〉 ①結腸，直腸の粘膜に選択的に作用し，腸蠕動運動を促進 ②排便反射を刺激する結腸腔内における水分の吸収を抑制し，内容積を増大する	〈坐薬〉 1日1〜2回 肛門内挿入	①妊婦には大量投与回避(子宮収縮誘発，流早産の危険性) ②急性腹症の疑い，痙攣性便秘，重症硬結便，肛門裂創，潰瘍性痔核には禁忌 ③副作用： ・消化器(直腸刺激感，直腸炎，腹部不快感，腹痛，肛門部痛，肛門部不快感等) ・過敏症→中止
漢方薬 麻子仁丸 (ツムラ麻子仁丸エキス顆粒)	〈適応〉 ①便秘	1日7.5gを2〜3回に分割し，食前，または食間に投与する。	①妊婦または妊娠している可能性のある場合には投与しないことが望ましい(本剤に含まれるダイオウの子宮収縮作用，および骨盤内臓器の充血作用により，流早産の危険がある) ②授乳中には慎重に使用すること(本剤に含まれるダイオウ中のアントラキノン誘導体が母乳中に移行し，乳児の下痢を起こすことがある) ③副作用： ・食欲不振，腹痛，下痢を起こすことがある

( )内は商品名　文献7)より抜粋

ることもあります。

　浣腸液を挿入したあとはしばらく肛門をティッシュでおさえて，便を我慢してから排便するとよいでしょう。

Q 「褥婦」の便秘ケアの方法は？

マッサージ・体操をする

「の」の字の腹部マッサージ

　　　蠕動運動が弱くなっている時に便の移動にあわせてマッサージを行なうことで，便意を誘導することができます。

　　マッサージは，図10のように大腸の蠕動運動で便が移動していく方向にあわせて実施します。おへそのまわりを大腸に沿って「の」の字を書くように，時計回りに押しなでていきます。特に便秘をすると左下腹部のS状結腸の部分に便がたまりやすい（食物は大部分を小腸で消化吸収され，最後に下行結腸，S状結腸に貯蔵される）ので，そこを垂直に押して刺激すると効果があります。

図10　「の」の字マッサージ

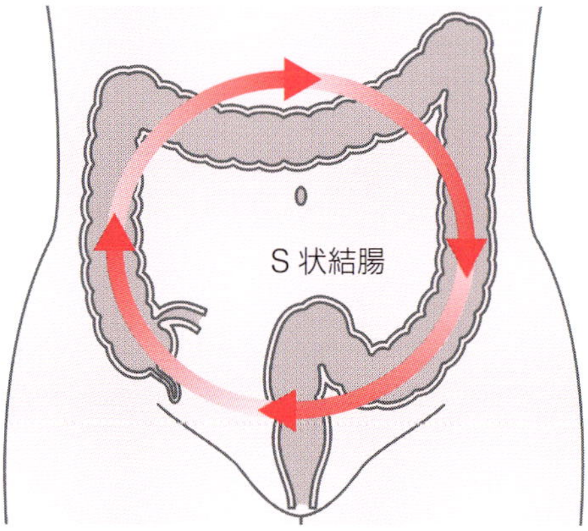

腹筋を鍛える体操をする

腹筋力（女性は男性に比較して腹筋力が弱い）が低下すると排便障害が起こりやすいので，腹筋を鍛える運動をすすめます。腹筋を鍛える体操（**図11**）をとおして，腹筋の強化や腸の蠕動運動を促進し，排便をしやすくします（**CD-ROM**「『産褥期』便秘に効果のある腹筋体操」）。

体操の実施法および注意

産後で創部の痛みがある時は無理をしないように，徐々に体操を増やしていくとよいでしょう。また，ポーズをとる途中は，息を止めずに自然な呼吸を腹式呼吸で行ないます（腹筋の強化）。静止している時は，息を止めても腹式でもどちらでもよいので楽なほうを選んで行ないましょう。実施前後には，腹式深呼吸を行ないます。

女性は男性に比べて便秘傾向にあるといわれていますが，妊娠・産褥を契機として，さらに多くの要因が加わり便秘を強めることになります。便秘は，身体的苦痛だけでなく，それ以上に精神的にも苦痛を強いるものです。

そこで，妊・褥婦の排便習慣を把握し，できるだけ薬に頼らないで，自然に便が出るように，食事療法，精神的ケア，ツボ療法など幅広くケアを工夫していく必要があるでしょう。

図11 腹筋を鍛える体操

1）仰向けで

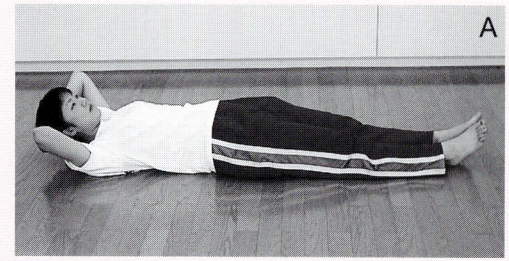

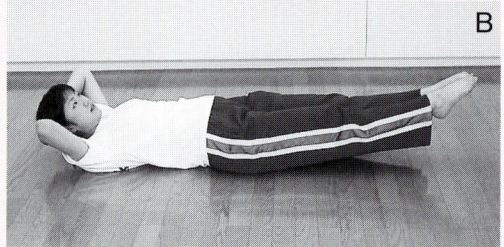

A　　　　　　　　　　　　　B

① 腕を頭の下に組みリラックスする（写真A）
② 腕を頭に組んだまま両足を15°位上げておへそを見る（写真B）
③ ②の状態で10秒間維持する（写真B）
④ ①の状態に戻る（写真A）
⑤ 同じ動作を10回繰り返す

2）膝を立てて

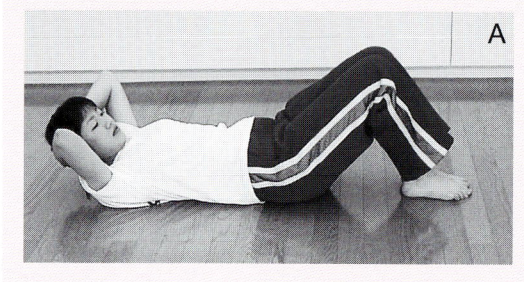

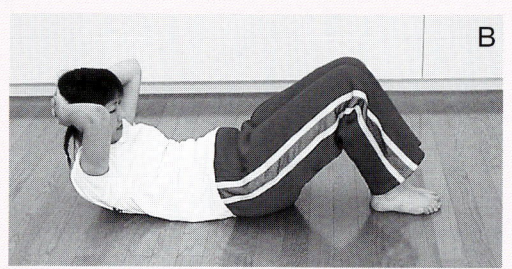

A　　　　　　　　　　　　　B

① 腕を頭の下に組みリラックスする（写真A）
② 腕を頭に組んだまま頭を上げておへそを見る（写真B）
③ 次に写真Aの状態に戻す（写真A）
④ 同じ動作を10回繰り返す

3）うつ伏せになって

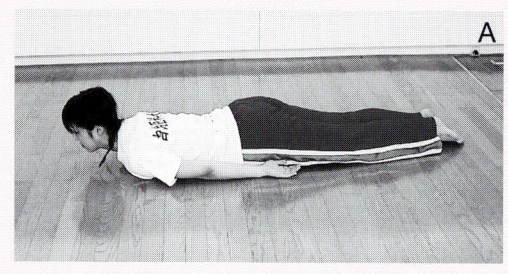

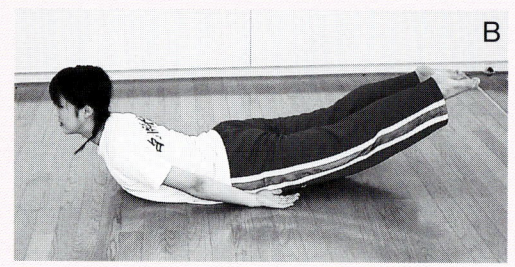

A　　　　　　　　　　　　　B

① 腕を身体の横におきリラックスする（写真A）
② お腹とお尻をきゅっと引きしめながら頭と足を起こす（写真B）
③ ②の状態で10秒間維持する（写真B）
④ 次に写真Aの状態に戻る（写真A）
⑤ 同じ動作を10回繰り返す

引用・参考文献

1) 松本清一編著：母性看護学各論 2．医学書院，2002．
2) 坂口けさみ，武井とし子他：妊娠・分娩に伴う排泄(排便・排尿)状況の変化について．母性衛生，39(1)：32-37，1998．
3) 香川明夫監修：(七訂)食品標準成分表，2018．
4) 松枝睦美：妊娠・産褥期における栄養指導の検討．母性衛生，12(3)：140，2000．
5) 鍼灸などのツボ日中韓でズレ，2005.1.10 付．朝日新聞社．
6) 菱沼典子他：熱布による腰背部温罨法が腸音に及ぼす影響．日本看護科学会誌，17(1)：32-39，1997．
7) 高久史麿，矢崎義雄監修：治療薬マニュアル 2005．医学書院，2005．
8) 寺澤捷年，津田昌樹著：JJN スペシャル絵でみる指圧・マッサージ．医学書院，1995．
9) 磯本一，牧山和也：便秘の薬物療法，診断と治療．89(3)：2001．
10) 坂元一久：妊婦の便秘．助産婦雑誌，43(2)：38-41，1989．
11) 坂野ゆき子，早川有子他：会陰切開を受けた褥婦の自然療法による看護．助産婦雑誌，53(6)：65-73，1999．
12) 安斎ゆかり：下痢・便秘と食事．診断と治療，89(3)：503-510，2001．
13) 馬場忠雄，牧野仁：妊婦の栄養・食事指導の実際―便秘．周産期医学，31(2)：223-226，2001．
14) 山口時子監修：便秘を直す 45 の方法．講談社，2001．
15) 國弘真己，田中信治：便秘の診断，便秘の診断のためのフローチャート．治療と診断，89(3)：2001．
16) 中原保裕：ナース・薬剤師のための臨床に生かしたいくすりの話．改訂版，学研，1997．
17) 坂野ゆき子他：入院妊婦の便秘に対するつぼ療法の効果．母性衛生，38(1)：109-117，1997．

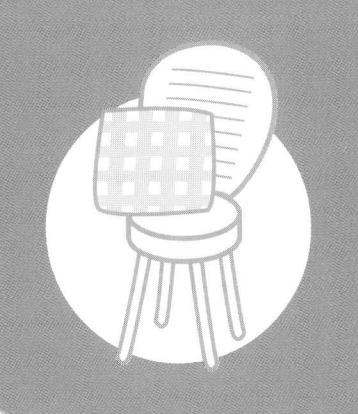

第2章

痔の
トラブルを
解決しよう

痔のケア

Caring Caring Caring Caring Caring Caring Caring Caring

Q 「痔」はどうして起こるの？

　　痔は妊娠・出産によって初めてなるという人は少なく，ほとんどが症状はないもののもともと痔をもっていて，妊娠・出産を契機に悪化するケースが多くあります。特に痔で苦しんだ経産婦のなかには，次の分娩に伴う痔への不安を強く訴える人がいます。
　　では，「痔」はなぜ起こるのでしょう。妊・産・褥婦の痔はなぜ心配なのでしょう。また，その予防とケアはどのようにしていったらよいのでしょうか。

「痔」とは何か？

　まず，「痔とは何か」について考えてみましょう。
　痔とは肛門にみられる疾患のことをいい，原因によって分けると，⑴痔核（イボ痔），⑵裂肛（切れ痔），⑶痔ろう（膿がたまって穴が開くあな痔）の3つに分けられます。痔の主な症状は，肛門部よりの出血，疼痛，脱出の3つがあります。
　妊・産・褥婦に多くみられる「痔」とは，肛門近くの静脈がたくさん集まっている部分（静脈叢）に血液がたまってふくらみ，イボのような固まりになったもののことをいいます。これが痔核です。
　痔核は大別すると，内痔核と外痔核があります。この2つの痔核について，解剖学的な面から述べてみたいと思います。

肛門の構造と痔

　肛門は直腸の末端にあり，消化管の出口です。直腸から肛門までを肛門管といい，急激に狭まっています。肛門管の長さは約3～4cmほどあり，体外への排出口となっています。周囲を括約筋で取り巻かれているため，通常は閉じています。

　静脈は，動脈と同じように直腸肛門線を境として分布が異なっており，これより上側に上直腸静脈，下側に下直腸静脈，中間部には中直腸静脈があります。静脈は，粘膜下を流れており，部位によって痔核の形成にかかわる静脈系が異なります。

　一般に直腸肛門線と櫛状線（または歯状線。以下櫛状線という）の間にできる痔核を内痔核，下にできる痔核を外痔核とよびます（図1）。

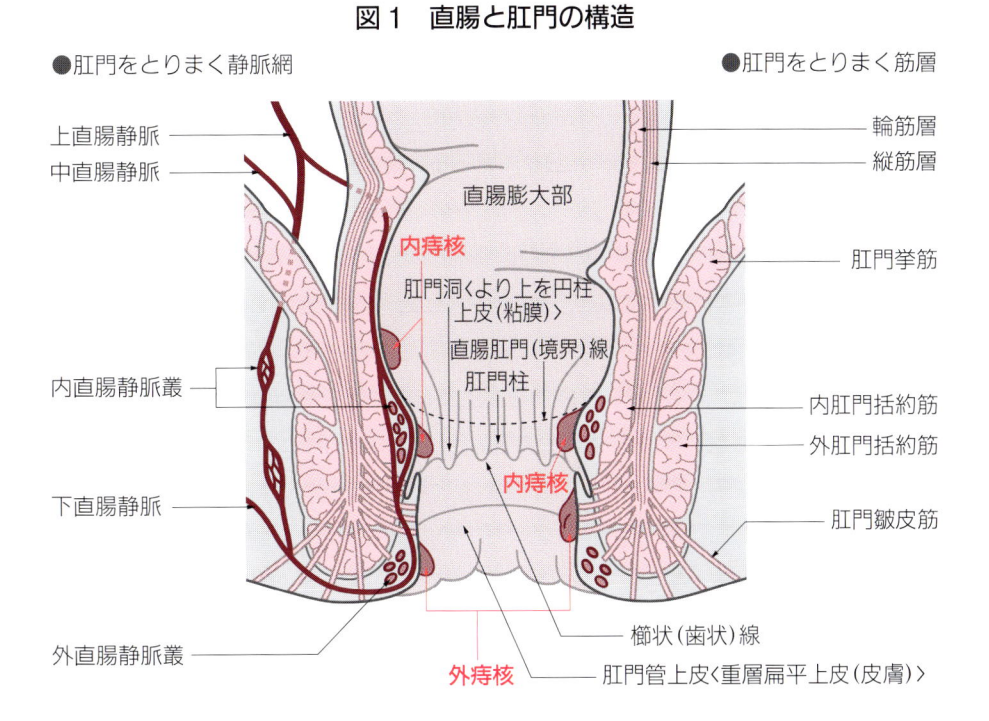

図1　直腸と肛門の構造

●肛門をとりまく静脈網　　　　　　　　●肛門をとりまく筋層

- 上直腸静脈
- 中直腸静脈
- 内直腸静脈叢
- 下直腸静脈
- 外直腸静脈叢
- 内痔核
- 外痔核
- 直腸膨大部
- 肛門洞〈より上を円柱上皮（粘膜）〉
- 直腸肛門（境界）線
- 肛門柱
- 櫛状（歯状）線
- 肛門管上皮〈重層扁平上皮（皮膚）〉
- 輪筋層
- 縦筋層
- 肛門挙筋
- 内肛門括約筋
- 外肛門括約筋
- 肛門皺皮筋

痔

図2 内痔核の好発部位

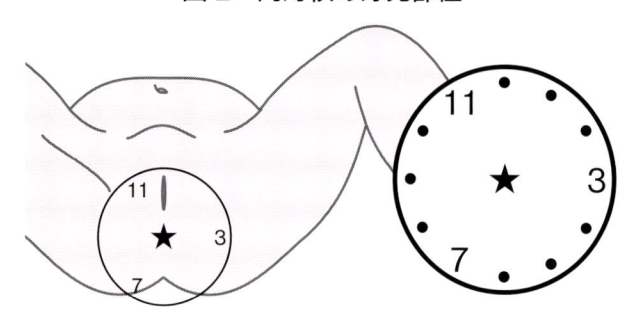

内痔核は，仰臥位でへそがある方向を12時とした時に，3時，7時，11時方向で好発する。

🔴 内痔核とは

　　内痔核は上直腸静脈系の静脈にできた静脈瘤です．内直腸静脈叢には弁がないため，妊娠，習慣性便秘，長時間の座業などが原因で，内直腸静脈叢（内痔静脈叢）の静脈還流が妨げられると，うっ血が進み，静脈瘤を形成し内痔核が発生します．

　　内痔核は，図2に示したように仰臥位で膝を立てた状態を時計に見立てると，3時，7時，11時方向で好発します．これは，腹（へそ）側を12時方向とした時に，肛門管の血管（下腸間膜動脈より分岐した上直腸動脈）が，3時，7時，11時方向を中心として，直腸の粘膜下を下降しており，内痔核はその上直腸動脈の3本の分岐に併走する静脈から形成されるためです．

　　内痔核が起こる直腸肛門線と櫛状線との内側は，直腸粘膜でおおわれていて，粘膜が柔らかいために破れやすく出血を起こしやすいところですが，裂傷により出血したとしても痛みを伴わないのが普通です．内痔核が肛門の外に脱出するようになることを特に，「脱肛」とよびます．一般に内痔核はその進行程度によって，4つのランクに分類することができます（**表1**）．

🔴 外痔核とは

　　外痔核は下直腸静脈系の静脈にできた静脈瘤で，直腸肛門線や櫛状線より下方の肛門管上皮にできた皮下血腫のことをいいます．この皮下の外直腸静脈叢（外

表1　内痔核の進行程度による分類

● Golingherの4分類法
1度：排便時に少し出血するが，痔核が肛門外に脱出しないもの。
2度：出血とともに脱出するが，自然に肛門内へ戻るもの。残便感があるのも特徴である。
3度：脱出した痔核を指で押し込まないと肛門内へ戻らないもの。
4度：痔核がいつも肛門外へ脱出している状態になったもの（脱肛）。

　脱出している内痔核はちょうど肛門が裏返しになった状態となりバラの花のようにみえる。内痔核には痛みはほとんどないが，4度になって，脱出したものが肛門括約筋で締められて腫脹し，血栓を生じ，まったく元へ戻らなくなると激しい痛みに襲われる。痛むはずのない内痔核が痛む理由は，内痔核が外へ飛び出す時に肛門の皮膚も一緒に引きずり出してしまい，この皮膚の部分が腫れあがって，その中に血の固まりの外痔核がいくつか作られるからである。

痔静脈叢）にできた皮下血腫が破裂すると，出血が起きます。症状としては，肛門外の限局性の腫脹と硬結に触れるほか，強い圧痛を伴います。
　肛門管上皮には痛覚神経が分布しているために，多くの場合に痛みを感じます。通常は1か所だけに生じますが，ときには2～3個固まって発生することもあります。出血は少量ですが，痛みがあり，自分でイボにさわることができます。特に，分娩時などに，急激な腫脹と疼痛を伴って生じるので「血栓性外痔核」は問題となります。

なぜ外痔核は痛いのか？

　外痔核はなぜ痛いのか。もう少し掘り下げて考えてみましょう。
　肛門縁より2cmくらい入った肛門粘膜には「クシの歯状」にくねくねとした境界線があり，それを櫛状線といいます。直腸肛門線付近は構造・機能上重要な部位で肛門疾患の大部分がこの付近に集中するといわれています。
　内痔核は直腸肛門線と櫛状線の内側に，外痔核は櫛状線より肛門側にそれぞれ発生する痔核をいいますが，櫛状線より下方の肛門には痛覚神経が分布しているため，そこに生じる外痔核には痛みがあり，逆に櫛状線より上部側の粘膜層に生じる内痔核には痛覚神経がないため，痛みがないのです。

しかし，内痔核も，脱出したものが肛門括約筋で締められて腫脹し，血栓を生じ，まったく元へ戻らなくなると激しい痛みに襲われます。痛むはずのない内痔核が痛むのは，内痔核が外へ飛び出す時に肛門管上皮も一緒に引きずり出され，この皮膚の部分が腫れあがって，その中に血の固まりの外痔核ができてしまうことによるからです。

痔の原因は肛門周辺部の血行障害

先にも述べたとおり，「痔核」は，肛門近くの静脈がたくさん集まっている部分（静脈叢）に血液がたまることによって形成されます。一般に，妊娠により子宮の重さが増大すると，直腸周囲の静脈（直腸から肛門管の静脈はいずれも静脈弁に乏しい）を圧迫し，静脈血の還流を妨げて肛門部の静脈がうっ血しやすくなると考えられます（→ひとくちメモ）。実は，この肛門周辺部の血行障害こそが，痔の発症原因と考えられるのです。

筆者らが，17名の被験者に対して行なったサーモグラフィーによる温度測定調査によると，痔核症状がある人はない人に比して，肛門周囲の温度が低いことがわかります（図3）。次項で紹介する「肛門括約筋を鍛える体操」をした後の温度変化（50ページ参照）をみても，痔核症状のある人の肛門周囲の温度はあまり変化がみられませんでした。このことから，痔核の症状がある人は，ない人と比べて，肛門部の血液循環が悪いことが示唆されました。

痔核には，肛門周辺部の血行障害が関係しているのです。

ひとくちメモ

［静脈弁］
　静脈弁とは，血流の逆流を防ぐための静脈の内層ひだをいいます。
　肛門周囲の静脈には静脈弁がないため，血液の逆流を防ぐことができず，血液がたまりやすくなる。痔核は静脈がうっ血し固まりとなったものです。

図3　痔核の有無による肛門周囲の温度比較

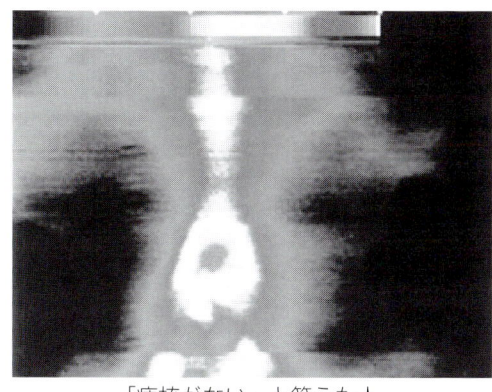

「痔核がない」と答えた人 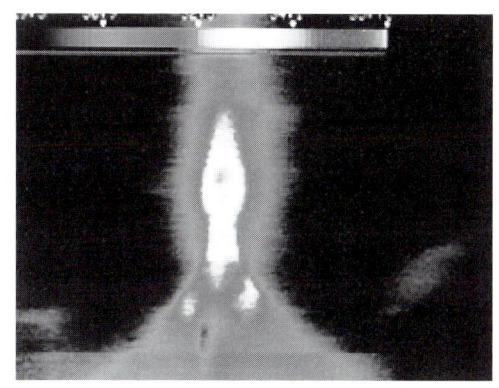　　　　　　　「痔核がある」と答えた人

文献1）より

妊・産・褥婦が痔になりやすい理由

妊娠期の便秘と痔

　　　　妊娠すると，胎盤から分泌される黄体ホルモン（プロゲステロン）が増加し，腸管の平滑筋が弛緩し，腸の蠕動運動を抑制します。さらに，子宮の増大による胃腸の持続的な圧迫などに運動不足も加わり，腸の蠕動運動が低下して便秘が起こりやすくなることは，「便秘」の項で紹介したとおりです。

　　　　痔の多くは，肛門周囲に血行障害が起こり，うっ血しているところに便秘が加わり，硬い便を出す時のりきみなどによって発症します。したがって，妊・産・褥期は便秘を防ぐことが痔を予防するうえで大切です。

　　　　筆者らは272名の20歳前後の女性を対象にアンケート調査を実施し，痔核と便の性状の関係を調査しました。この結果，便の性状が硬くて痔核を保有したことのある人は26％，一方，便の性状が硬くて痔核を保有したことがない人は9.7％でした。このことから，便の性状が硬い人のほうが痔核を発症しやすいことが明らかになりました（表2）。

表2 痔核の保有と便の性状との関係　　　（　）内は％

痔核の有無	硬い便	普通の便・軟らかい便
保有したことがある n= 77	20(26.0)	57(74.0)
保有したことがない n=195	19(9.7)	176(90.3)

χ^2検定　** p<0.01　　　　　　　　　　　　　　　　　文献2）より

※※

分娩時の児頭による圧迫や努責

　　筆者らが実施した563名のアンケート調査では、痔核症状の有無を初産婦218名と経産婦355名で比較してみました。それによると、分娩前は初産婦が妊娠初期25％、中期28％、後期32％で、経産婦は初期29％、中期33％、後期33％に痔核症状があるという結果となりました。これにより、経産婦のほうが初産婦に比べ、痔核症状をもっている割合が高いことがわかりました。しかし、分娩後に同じ調査をした結果、分娩後5～7日では、初産婦49％・経産婦43％、1か月健診の時点では、初産婦46％・経産婦43％と、この比率が逆転していました（図4）。

　　初産婦は一般的に分娩所要時間が長く、それだけ長時間、児頭による圧迫と努責が続きます。このことが、経産婦に比べ、分娩後で痔核の保有率を上昇させたと考えることができます[3]。

　　さらに、筆者らは、「痔核の症状がある」と答えた妊・産・褥婦に、それぞれどのような症状があるかを聞いてみました。それによると、痔核の症状では「脱出」をあげる人が最も多く、続いて、「排便痛」「出血」「自発痛（排便以外の肛門痛）」の順で多いことがわかりました（図5）。「脱出」があると答えた褥婦は、特に分娩後5～7日に多く（30％以上）、また、その時期が最も重症であったと16％の人が感じていました（図6）。

　　これらのことから、分娩時には強い努責によって、それまで肛門内に納まっていた痔核が肛門外へ脱出することが多いことが示唆されました[3]。

肛門内の「支持組織」の減弱

　　山名ら[4]は「痔核の成因は静脈叢だけでなく、細かい動脈や筋肉・線維組織などが含まれていて、生まれつきある肛門を閉鎖するのに役立つクッションである

図4 痔核症状があると答えた初産・経産婦別の割合

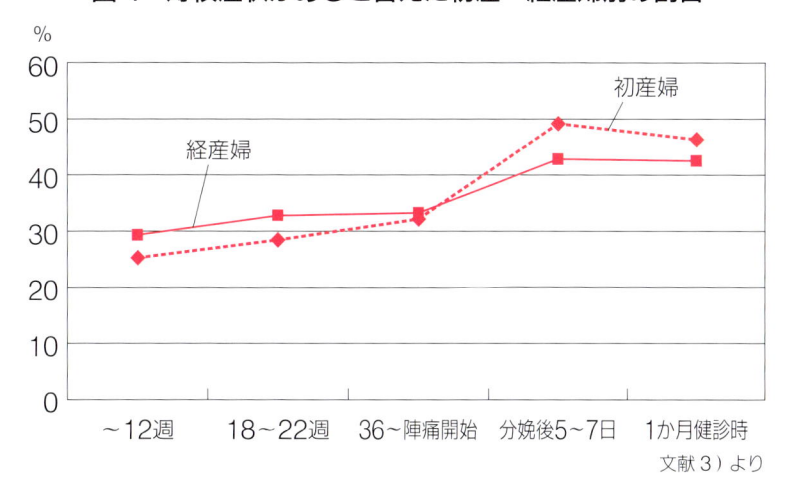

文献3)より

図5 痔があると回答した妊・産・褥婦の症状別割合

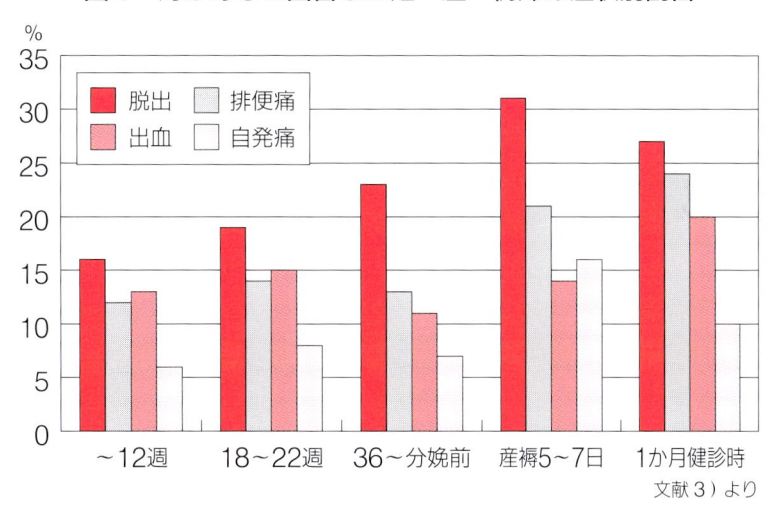

文献3)より

痔

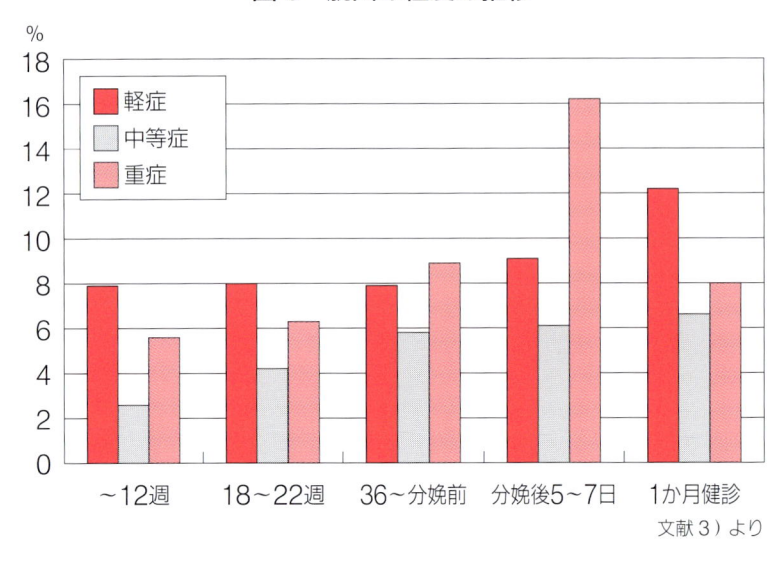

図6　脱出の程度の推移

ことがわかってきました。そして，排便や日常生活からくる肛門への負担によりクッションを支えている支持組織が伸びたりちぎれたりして，このクッション自体が大きくなることが痔核の成因であると考えられるようになってきた」と述べています。

　妊娠による重み，便秘，分娩時の努責など，肛門への負担が増したことにより，さらに山名らが指摘する「支持組織」が減弱するため，痔核になりやすくなると考えられます。

会陰切開縫合部の痛みによる排便障害

　褥婦の排便障害は特に会陰切開縫合部の痛みによることが多く，痛いと排便を我慢して便秘になるという悪循環に陥りがちとなります（→ひとくちメモ，表3参照）。そして，こうした悪循環の中で，痔核が悪化することが考えられます。

　筆者らのアンケート調査では，排便痛が最も多かったのは1か月健診時（図5）であり，脱出の重症感が強かったのは分娩後5〜7日（図6）で，どちらも分娩後にピークに達していました。同じく，筆者らは会陰切開を経験した9名の褥婦に傷の痛みを言葉で表現してもらうという試みをしました。そのときのインタビュー結果を表3に示します。

この中では,「傷が痛くなると思うとお通じができない」「つれる感じがしてお尻のほうまで痛かった」「りきむと傷が離開しそうで怖い」「排便時,便が硬いとつらい」「排尿後,紙で拭く時に会陰部の傷が痛い」「傷口がだんだん締まっていく感じでつれる」「傷にあたると痛い。座ったり,立ったりがつらい」など,排泄と関係がある言葉がいくつも述べられています。このことから,会陰切開縫合部の傷の痛みは便秘や排便困難を誘発し,痔核を生じやすい状況をつくり出すことが示唆されました。

生活リズムの崩れ

　初産婦は育児に不慣れなうえ,新生児のうちは夜中も授乳しなければならないなど,乳児中心の生活になり,母親が規則正しい生活を送ることは難しくなります。食事がきちんととれなかったり,ゆっくり排便できなかったりするため,便秘を誘発しやすい状況がつくり出されると考えられます。特に,経産婦の場合は,上の子どもにも手がかかるため,自分のことは後まわしになりがちです。

　妊娠・出産時にできた痔核が長期間にわたってなかなか完治しない背景には,こうした生活上のリズムの崩れがあると考えられます。

ひとくちメモ

[便意はコントロールできるから怖い!?]

　外肛門括約筋は意識的なコントロールが可能(外肛門括約筋は随意性の括約筋：横紋筋であるため)で,便意が起きても排便しようと思わなければ便は排出されません。

　便意は意識的に調節することができるため,我慢してしまうことが多いのです。しかし,このような我慢を続けると,便秘を誘発するばかりでなく,硬くなった便が痔の原因にもなってしまいます。生活習慣(特に排便習慣)を整えるよう,指導することが必要といえるでしょう。

表3 会陰切開をした9人の褥婦に「傷の痛みを言葉で表現」してもらった結果

産褥日数	質問：傷の痛みを言葉で表現するとどんな感じですか
1日目	1. 腫れぼったいむくんだ感じで痛みがある 2. ちくちく糸が引きつれる感じ 3. ひりひり，ズキズキ，ジンジン 4. 傷が痛くなると思うとお通じができない 5. シャワーの時に傷が気になって洗えない 6. つれる感じがしておしりのほうまで痛かった 7. ズキズキととても痛かった 8. 2人目は切らないで生みたい
2日目	1. ぴりぴり，ひりひり，腫れたところを触れるみたい 2. むくんだ感じ，チクチク 3. じりじり 4. いきむと傷が離開しそうで怖い，排便時，便が硬いとつらい 5. チクチク，ズキズキ，ジンジン
3日目	1. 歩いている時はつれる感じ 2. 体動時痛いがスタスタ歩けた 3. ひりひり，熱っぽさ 4. 歩行時につれる 5. 排尿後，紙で拭く時に会陰部の傷が痛い 6. ズキズキ，ジンジン 7. ナプキンがくっついてはがす時に痛い 8. 少し痛いがほとんど痛みなし 9. 傷口がだんだん締まっていく感じでつれる
4日目	1. トイレで消毒する時，傷口が腫れてきた感じがする 2. ひりひり，しみる感じ 3. 部分抜糸したら，うそみたいに消えた 4. ぴりぴり 5. 会陰創部が産褥パットにくっついて，はがす時痛い。 6. 痛みは気になるが退院診察で診てもらおう，痛みは薬で楽になった 7. きれいに傷がつくか心配である 8. 傷にあたると痛い，座ったり立ったりがつらい
5日目	1. つれた感じ 2. ひりひり，しみる感じ，チクチク　ズキズキ 3. 抜糸後，痛みなし 4. ぴりっとほんの少し痛い 5. 抜糸は想像していたより痛かった。引っ張る感じ，その後はかなり楽になった 6. 抜糸をしたら全然痛くなくなった 7. 今度は傷なしで生めたらいいなと思う

文献5）より

Q 妊・産・褥婦の痔はなぜ心配？

「痔」は時として疾病を伴い，また場合によっては感染症の心配もあることから，妊・産・褥婦にとって大きな問題といえます。特に出産時はさまざまな要因が重なり，痔の症状を悪化させる可能性があります。

痔による不安

分娩中にいきむと痔が悪化するのではないかと不安になる

妊婦の中には分娩の不安よりも，痔の不安を訴える人がいます。特に前回のお産の時，痔で苦しんだ経産婦のなかには，今回の分娩でも同じような状況になるのだろうかと，痔への不安を募らせている人もいます。しかし，そのような不安は，緊張感を強め，分娩の進行を妨げることにもなります。

身体的・精神的ストレスが強まる

痔による疼痛があると，排便を我慢してしまい便秘がちになります。便秘になると，便が腸内に長くとどまり，水分が吸収されてしまう結果，どうしても硬い便になってしまいます。硬い便は，痔をさらに悪化させる要因ともなり，こうした悪循環から，身体的・精神的ストレスが強まることになります。

疼痛がもたらす悪影響

①産後の子宮収縮を遅延させる

痔による疼痛のために排便を我慢すると便秘になり，便がたまっている腸が子

宮を圧迫し産後の子宮収縮を遅延させることになります。

②授乳や育児に集中できない
痔による疼痛があると，授乳や育児に集中できなくなってしまうことがあります。

③満足感・達成感を減少させる
痔をもった妊・産・褥婦は，上記に述べたような要因から，自分の妊娠・分娩・産褥期間に対して満足感や達成感を得にくくなることが心配されます。

妊娠と痔の関係

①妊娠週数に相関する
筆者らの調査によると，痔核症状があると回答した妊婦の割合は，妊娠初期28％，中期31％，後期33％と妊娠が進むにつれて増加し，分娩後は45％とさらに増加することがわかりました。また，30～45％の妊・産・褥婦が痔核症状で長期間にわたって悩まされていることも示されています（**図7**）。つまり，妊娠週数が進むにつれて，痔核症状が増加しているといえそうです。

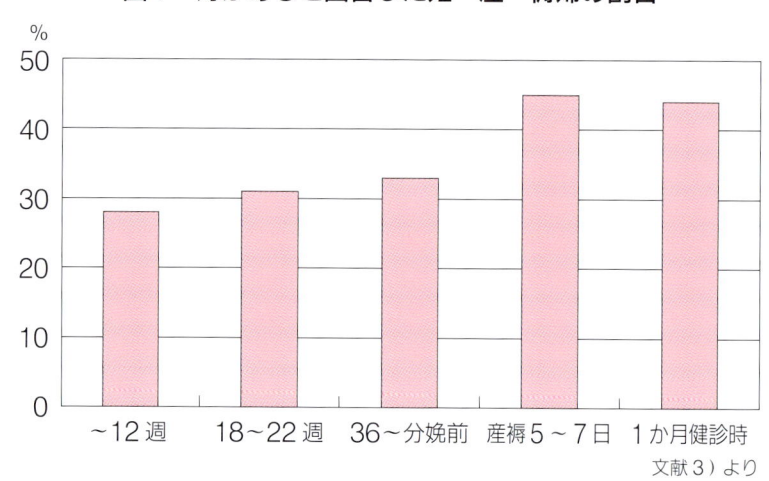

図7 痔があると回答した妊・産・褥婦の割合

（横軸：～12週，18～22週，36～分娩前，産褥5～7日，1か月健診時）

文献3）より

Q 「痔」の予防はどうすればいいの？

妊・産・褥期に痔にならないようにするためにはどうすればよいのでしょうか。この問いに対する答えは，「日常生活」をどう過ごすかという問題に直結しています。

便秘を防ぐ

痔の予防とケアとして，まず考えなければならないことは，日常生活の中でいかに「便秘」を予防していくかという問題です。というのも，便秘は痔を誘発する要因でもあるからです。

便秘については，「便秘のケア」（2ページ～）で詳しく述べていますので，それを参考にしてください。

血液循環を促進する

シャワーや入浴で血液循環を改善する

筆者らの研究によると，痔核症状がない人とある人の肛門周辺部の体温は，痔核症状がない人のほうが高く，肛門部の血液循環がよいことがわかりました。筆者らは肛門括約筋を鍛える体操前後の体温測定をサーモグラフィーにより17名に実施しました（50ページ参照）。その結果，症状がある人は運動前，運動直後，5分後，10分後の平均温度が34.7℃，34.8℃，34.8℃，34.5℃で，一方

図8 肛門括約筋を鍛える体操後の肛門周辺部の体温変化

痔核症状がない人　　　　　　　　　　　痔核症状がある人

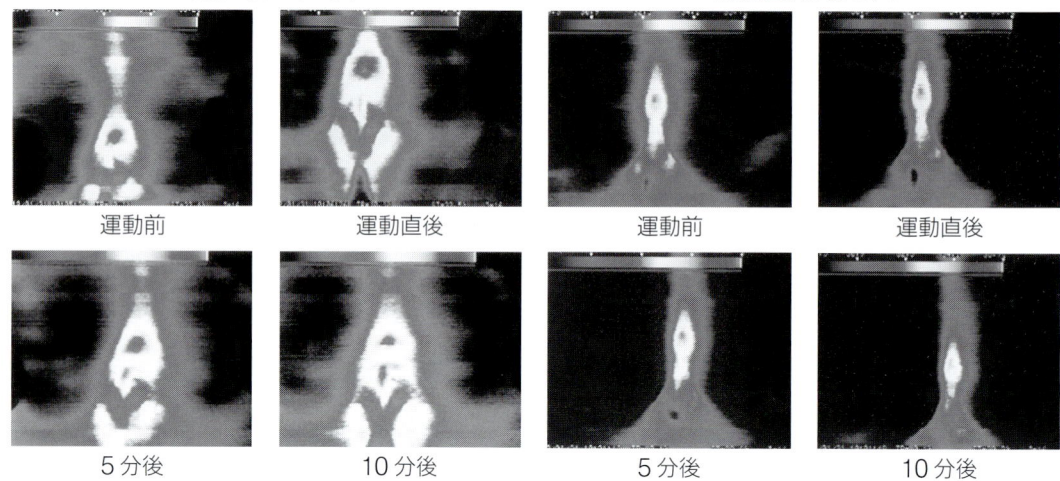

運動前　　運動直後　　　　　　　　　運動前　　運動直後

5分後　　10分後　　　　　　　　　5分後　　10分後

文献1）より

症状のない人は35.0℃，35.2℃，35.0℃，34.8℃でした。つまり，痔核症状がない人のほうが，平均温度が高いことがわかります。さらにこれらの結果をサーモグラフィーでみると，痔核症状がない人の肛門周囲の温度は運動直後，5分後，10分後でも上昇していますが，痔核症状がある人の場合，肛門周囲の温度変化はほとんどないことがわかります（**図8**）。痔核の発症は，肛門周辺部の血行障害と関連しているのです。

したがって，シャワーや入浴によって身体を温め，血液の循環をよくすることは，痔核発症の予防，ケアとして有効であるといえます。

保温に努める

①冷たいところに座らないようにする

冷たいところに座り，腰やおしりを冷やしてしまうと，肛門周囲の静脈叢（肛門近くの静脈がたくさん集まっている部分）に血液がうっ血してしまいます。多くの場合，このようにしてうっ血したところに便秘などの要因が加わり，硬い便を排泄する際の強い努責などが引き金となって，痔ができると考えられます。座

布団などで工夫してうっ血を防ぎ，痔核を予防しましょう。

②カイロや湯たんぽでおしりを保温する

　寒い季節には，腰やおしりを冷えからまもるためにカイロや湯たんぽを使って，温める工夫をしてみましょう。「おしりを冷やすと血液循環が悪くなり，痔を誘発してしまう」ことを念頭において，冷えから身体をまもる方法を提示していくことも必要です。

③温水洗浄便器の使用（患部を温めながら洗う）

　日常生活の中に，おしりを冷やさないようなものを工夫して取り入れていくことも1つの方法です。たとえば，温水洗浄の機能がついた便器は，家庭用の便器にも取り付けることができ，便座の温度を設定することができるほか，患部を洗浄して清潔を保ち，感染症の予防も期待できるため，とても手軽で利便性の高い用具といえます。

長時間同じ姿勢をとらない

　長時間，立ち続けたり，正座をし続けることなども肛門周囲のうっ血の原因となります。作業など同じ姿勢で長時間することはできるだけ避け，可能であれば，うっ血の除去の目的で側臥位か骨盤高位をとるとよいでしょう。

　長時間にわたって座り通しの作業をしなければならない場合には，肛門周囲のうっ血を避けるために，産褥いすやドーナツ型座布団は効果があります（図9）。

肛門括約筋を鍛える体操を行なう

　肛門括約筋を鍛える体操（図10）を行なうと，肛門部の血液の循環がよくなり痔核の予防につながります。肛門括約筋が緩み締まりが悪くなると，痔核の脱出が起きやすくなり，痔を悪化させてしまう可能性があるので，図10の①と②の繰り返しの体操を行ないます。そうすると骨盤底筋の弛緩と緊張を覚えます。骨盤底筋の弛緩と緊張をコントロールできるようになると，肛門括約筋を強化することのみならず，たとえば出産時の児の下降に合わせて骨盤底筋を弛緩させ，スムーズなお産へと進む助けにもなります。

図9 肛門周囲のうっ血を避けるための道具

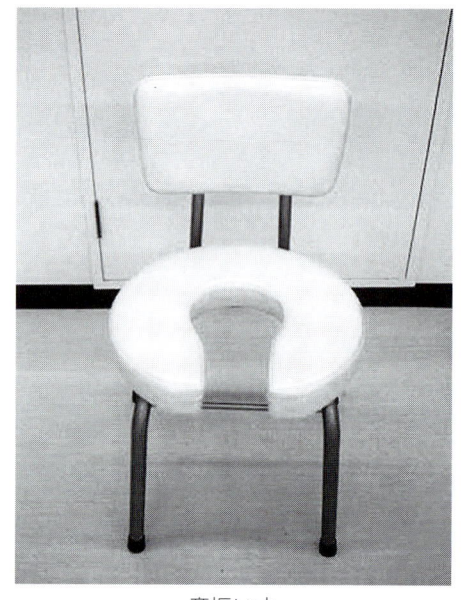

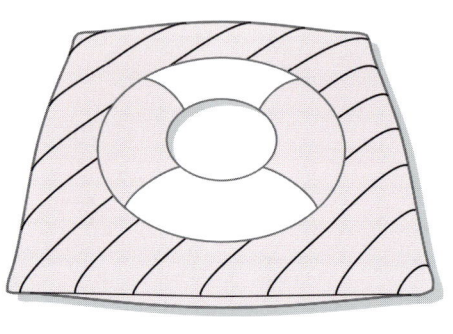

産褥いす　　　　　　　　　　ドーナツ型座布団

図10 肛門括約筋を鍛える体操

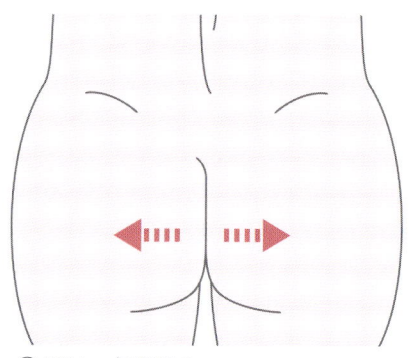

① 思いっきり開く
息を吐きながら身体の力を抜くと筋肉が緩む

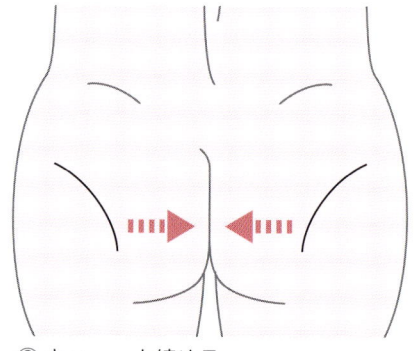

② キューっと締める
息を吸いながら肛門・腟を締める。すると肛門だけでなくその周辺にも緊張が広がっていく

図11　肛門括約筋を鍛える体操を行なう姿勢

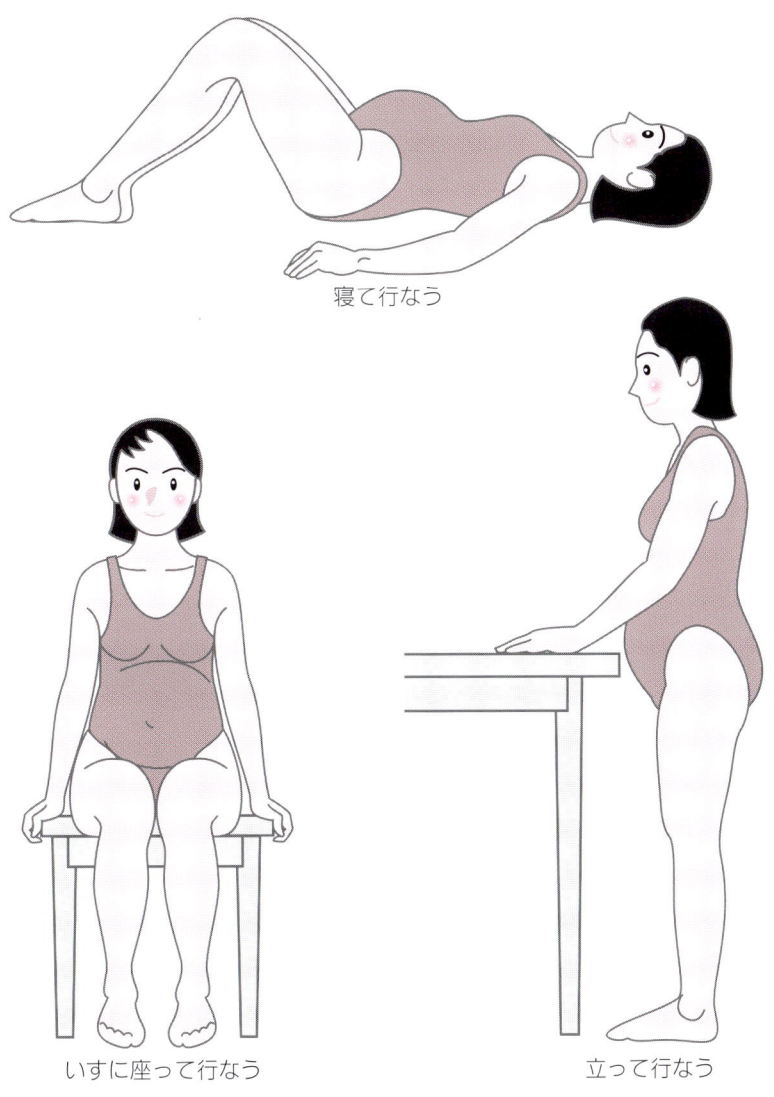

寝て行なう

いすに座って行なう

立って行なう

この体操は座っている時、立っている時、寝ている時いつでも自分の意思でできる

表4 年齢別痔核症状の変化

（　）内は%

時　期	年　齢	痔ある	痔ない	有意差
妊娠前	17～29歳，n=316	115(36.4)	201(63.6)	**
	30～41歳，n=257	123(47.9)	134(52.1)	
～12週	17～29歳，n=316	78(24.7)	238(75.3)	なし
	30～41歳，n=257	81(31.5)	176(68.5)	
18～22週	17～29歳，n=316	90(28.5)	226(71.5)	なし
	30～41歳，n=257	88(34.2)	169(65.8)	
36週～陣痛開始	17～29歳，n=316	99(31.3)	217(68.7)	なし
	30～41歳，n=257	89(34.6)	168(65.4)	
分娩後5～7日	17～29歳，n=316	122(38.6)	194(61.4)	**
	30～41歳，n=257	137(53.3)	120(46.7)	
1か月健診時	17～29歳，n=316	131(41.5)	185(58.5)	なし
	30～41歳，n=257	136(52.9)	121(47.1)	

χ^2検定　** $p<0.01$

文献3）より

　また，肛門括約筋を鍛える体操は，**図11**のように「座っている時」「立っている時」「寝ている時」など，いつでも自分の意思で行なうことができて簡単です（CD-ROM**「肛門括約筋を鍛える体操」**）。

　筆者らの調査（**表4**）によると，妊娠前に痔核症状があった人は，低年齢群（29歳以下）と高年齢群（30～41歳）との比較で，高年齢群47.9%，低年齢群36.4%で，高年齢群のほうが高く（p<0.01），さらに分娩後をみても高年齢群53.3%に対して，低年齢群38.6%であり，高年齢群に痔核症状が多くみられました（p<0.01）。

　この結果から，高年齢群に対しては，妊娠前から特に痔にならないための保健指導を徹底するとともに，分娩時には肛門保護など，痔にならないための援助が大切であると考えられます。

　前項で述べたとおり，痔核の症状の頻度は，「脱出」「排便痛」「出血」「自発痛（排便以外の肛門痛）」の順で多く，特に高年齢群に対しては，「脱出」を起こさないためにも，肛門括約筋を鍛える体操を取り入れていくとよいでしょう（→ひ

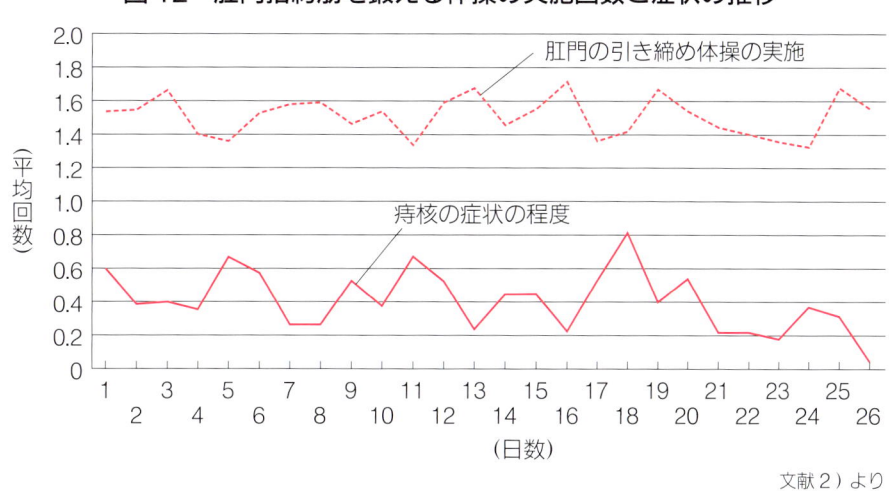

図12　肛門括約筋を鍛える体操の実施回数と症状の推移

文献2）より

とくちメモ）。

　筆者らは，痔核のある20歳前後の女性22名に26日間，朝，夜に肛門括約筋を鍛える体操を続けてもらい，肛門括約筋を鍛える体操と痔核症状との間にどのような関連があるかを調べ，それを折れ線グラフに表しました（**図12**）。

　この調査では，被験者に肛門括約筋を鍛える体操を実施しなかった場合に0点，朝または夜のどちらかのみ実施した場合は1点，朝・夜ともに実施したら2点というスコアをつけてもらい，さらに，**表5**のような痔核症状の程度を各症状別で分けたものを参照してもらって，その日の症状の重症度をそれぞれ0から3までの数値で表してもらいました。

　グラフは，肛門括約筋を鍛える体操の実施スコアと，痔核症状の程度のスコアを被験者の数で平均したものです。このグラフをみると，体操を実施したスコアが高い日には痔核症状が軽減し，逆に実施スコアが低いと症状が重症になっていることがうかがえます。

　体操によって骨盤底筋にある支持組織の強化が図られたために，骨盤底筋群の血液循環が促進され，痔核の予防・軽減につながったのではないかと考えられます。

表5　痔核症状の程度

脱　出	1. 排便時，りきむと肛門外に脱出するが，排便終了とともに納まる 2. 排便時はもちろん，力仕事，長時間の立位などで容易に脱出する。手で入れないと納まらない 3. 常に脱出していて完全に納まることはない
出　血	1. 排便時，紙につく（または便の表面に付着している） 2. 排便時，ポタポタと流れる 3. 排便時，サーッと流れる
排便痛	1. 軽い排便痛がある 2. 常時，激しい排便痛がある 3. 激痛による排便困難がある
自発痛	1. 痛みはないが，違和感がある（またはかゆみがある） 2. 痛みはあるが，我慢できる 3. どんなにしていても痛い（我慢できない）

文献4）より一部改変

休養・睡眠を十分にとる

　　全身の血液循環が悪くなれば，もちろん肛門部の血液循環も悪くなってしまいます。そのため，疲労しないように十分な休養をとること，特に睡眠不足にならないようにすることが大切です。

アルコール類を飲まない

　　ここまでは，血液循環を良好に保つことが，痔核症状の軽減につながることを述べてきました。しかし，実は血行がよすぎることもまた，痔核症状を悪化させる原因となってしまいます。特にアルコール類の摂取は血行を過度に促進し，肛門部に大量の血液をためてうっ血が強まる結果を招くこともあるため，痔には有害です。

腸粘膜の刺激を避ける

　　カフェイン飲料，炭酸飲料などは腸の粘膜を刺激するため，できるだけ摂取し

表6　腸粘膜を刺激してしまう「食べもの」と「食べ方」

1) 油脂類は適量にとると便性を軟便に保つ効果があるが，とり過ぎると下痢が起こりやすくなる。
2) 冷たい牛乳，冷たい水は腸の蠕動運動を起こすため，飲みすぎると下痢を起こしやすくなる。
3) 食物繊維は適量とれば便性を軟らかく保つことができるが，とり過ぎると大腸内の細菌で分解されてガスを産生するので，腹部膨満などを引き起こし，苦痛を伴うこともある。
4) 腸内で発酵しやすい食品には，豆，栗，生の果物，さつまいもなどがある。
5) 炭酸飲料にはガスが含有されており，腸の粘膜を刺激する。
6) 香辛料(わさび，からし，コショウ，カレー粉，酢の物，砂糖，辛い塩味)も粘膜を刺激する。
7) 一度に多量の食事を摂取すると，腸管を刺激して下痢をひどくさせてしまう。

ないことが望ましいといえます。また，香辛料などの刺激物は，適度に使えば食欲亢進になり，胃腸の働きを高めてくれますが，大量にとると腸の粘膜を刺激して炎症を起こし，便秘や下痢，肛門部のうっ血をもたらすことになるため，過剰な摂取は控える必要があります。特にカレー，トウガラシ，マスタードなどは消化吸収されないまま排泄されるため，肛門部を刺激して痔核症状を悪化させる可能性がある要注意の香辛料といえます。しかし，刺激物であってもショウガについては，肛門にたどり着くまでに消化吸収されてしまうので，特に問題はないとされています。血管拡張を促す刺激物(トウガラシ，わさび，アルコール)などはうっ血を強める恐れがあるため，できるだけ控えることが望ましいといえるでしょう。腸粘膜を刺激する食べ物については，表6に示します。

痔核がある人は，妊娠前に治しておく

筆者らの調査(表7)によると，妊娠前から痔核症状があった人は，なかった人と比べて，妊娠後の痔の保有率が高いということがわかりました($p<0.01$)。このことから，妊娠前に痔核症状がある人は，妊娠後も痔になる可能性が高いことが予想されます。したがって，妊娠・出産後の痔核のリスクを下げる意味でも，妊娠前に痔核がある人は，それを放置せずに治療しておくことが大切です。

表7 妊娠前の痔の有無と妊産褥婦の経日的変化による痔の有無

( )内は%

	妊娠前に痔があった(n=238)	妊娠前に痔がなかった(n=335)	有意差
～12週	140(58.8)	19(5.7)	**
18～22週	137(57.6)	41(12.2)	**
36～分娩前	131(55.0)	57(17.0)	**
産褥5～7日	158(66.4)	101(30.1)	**
1か月健診時	161(67.6)	91(27.2)	**

χ^2検定　** $p<0.01$　　　　　　　　　　　　　　　　　文献3)より

Q 「痔」に対するケアの方法は？

ここでは，すでに痔核を発症してしまっている人に対して，どのようなケアができるのかを考えてみたいと思います。

痔核を環納する方法

脱出した痔核を環納する（肛門内部に押し戻す）と，肛門括約筋の持続的な締めつけによる血行障害の改善が図られ，痔への循環が改善されるためにうっ血が解消されます。痔を環納すると，そのたびに痔核は縮小し，痛みの緩和にもつながります。痛みを伴って脱出する痔核に対しては，それを環納することをすすめます（図13，CD-ROM「脱出した痔核の環納法」）。

環納方法

医療者が，患者の脱出した痔核を環納するまでの手順は下記のとおりです。
①痔が出ているので環納する（押し戻す）ことを患者に伝える。
②実施中，痛みが少しでもあったら医療者に伝えるように話す。
③側臥位あるいは仰臥位になってもらう。
④痔が痛みを伴う時は，ゴム手袋をはめ，塩酸リドカインゼリー（キシロカインゼリー：粘膜・表面麻酔剤）をガーゼなどに塗り，脱出部分周囲にあて痛みがなくなるまで待つ。
⑤痛みがなくなったことを確認したら，ゴム手袋の人差し指に少しキシロカインゼリーを塗る。

図13 脱出した痔核環納法

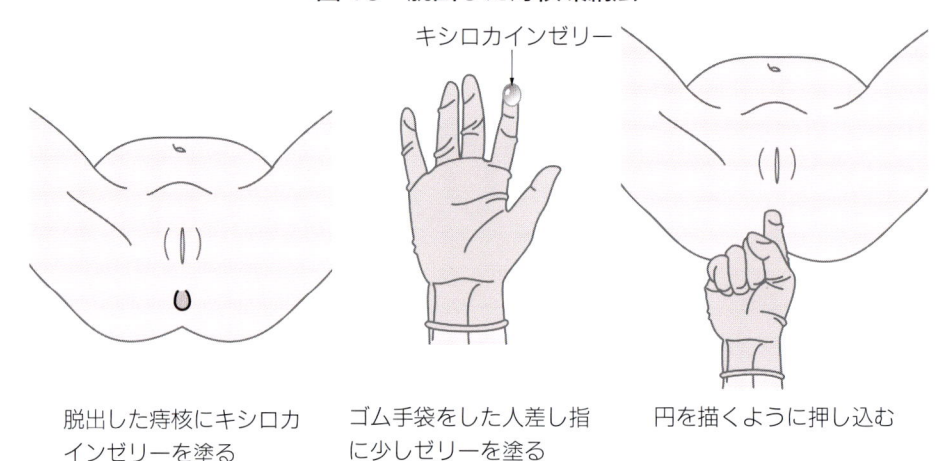

脱出した痔核にキシロカインゼリーを塗る　　ゴム手袋をした人差し指に少しゼリーを塗る　　円を描くように押し込む

⑥全身の力を抜いたところで，環納しやすい部分から円を描くように(深呼吸をしてもらいながら行なうとよい)，静かに痔(脱肛)を環納する。
⑦痔の還納後は努責しないで，できるだけ長く安静をとるように指導する(排便後や就寝前などに還納すると効果的)。
⑧痔の還納後は，肛門部を圧迫しながら肛門括約筋を鍛える体操を実施する。

なお，表面麻酔薬である塩酸リドカインゼリーは潤滑効果があるため，つけすぎると痔核がすぐに脱出してきてしまうこともあるので注意が必要です。また，塩酸リドカインゼリーは，現在は町の薬局では購入することができませんが，痔の薬で痛みを抑える塗り薬が市販されているため，それで代用することができます(→環納法に使う軟膏やゼリーについては63ページのひとくちメモを必ず読んでください)。

分娩時の無理な努責を避ける

痔核の症状では，脱出，排便痛，出血，自発痛(排便以外の肛門痛)の順で頻度

コラム

［内痔核の脱出・脱肛のある妊婦さんからの相談］
Ａ：妊娠30週の妊婦さん　Ｈ：筆者
Ａ：お尻に痔があって痛くて痛くて困っています。妊娠してから痛みが強くなってしまいました。外に出ている痔（脱肛）を肛門の中に入れると，痛みが楽になると聞いたのですが？
Ｈ：そうなんです。痔が脱出しているのは肛門括約筋で首をしめているようなものですから。出ている痔（脱肛）を肛門内に入れると，肛門括約筋の持続的な締め付けがなくなり，痔への血液の循環が改善されます。すると，うっ血が解消され，痔が縮小し痛みの緩和につながるんですよ。
Ａ：入れたことはあるのですが，また出てくるんです。
Ｈ：また出てくることもあります。でも，入れるたびに小さくなり痛みも楽になってきます。諦めないで繰り返し入れてみましょう。
Ａ：やってみます。他に痔によいことはありますか？
Ｈ：痔を入れた後に肛門括約筋を鍛える体操（骨盤底筋体操）をすると，筋（外肛門括約筋）が強くなり，痔が出にくくなりますよ！　肛門近くの筋肉をキューッと締めたり，ファーと緩めたりすることの繰り返しなので，とっても簡単です。1日たった5分間，朝・夕2回でよいのです。

　Ａ大学病院で，助産婦外来・母親教室などで骨盤底筋体操を含めた保健指導を徹底して実施した結果，痔のあった人はほとんどいませんでした。私もＡ大学病院内の母親教室で妊娠初期の妊婦さんたちに肛門括約筋を鍛える体操の指導を行なってきました。この経験から，痔の予防は必ずできるということを実感しました。

　もちろん硬い便では，痔を誘発したり悪化したりしますから，肛門括約筋を鍛える体操だけではなく，便の排泄も大切にしなければなりません。痔のある人は諦めないで，痔のない人も予防のためにぜひ肛門括約筋を鍛える体操をしましょう。痔だけでなく尿失禁，夫婦生活にも効果がありますから。
Ａ：よくわかりました。ぜひ続けてやってみます。

が高く（43ページ図5参照），特に脱出があった場合の苦痛は「分娩後5〜7日目」で16％の褥婦にみられたことから（44ページ図6参照），分娩時の脱出予防は急務といえます。それには分娩時無理な努責がかからないような分娩介助・援助・指導が求められます。また，痔核を考慮にいれた適切な会陰保護を行ない，分娩第1期をできる限り医療介入することなく，待つ姿勢が大切です。

産婦が自分からいきみたいと感じるまで待って，無理な努責をさせないなど，自然な努責・分娩経過にまかせることが，ひいては産後の痔核症状の悪化を防ぐことにつながるのです。

ツボ療法を行なう

ツボ療法の効用

「痔」にならないためには，便秘にならないことが大切であると本章の冒頭でも触れましたが，便秘の解消にはツボ刺激が効果的です。便秘に効くツボは24ページで紹介しましたが，特にその中でも「足の三里」は痔にもよいツボといわれています。

「足の三里」は胃腸の経路上にあるツボで，便意の出現や腸の蠕動運動の促進効果があります。毎日刺激をしているうちに胃腸の調子が整い活性化してきます。

ツボは内臓器官と深くかかわりあっており，何か異常があるとそれに関連するツボに「気」が滞ってしまうといわれています。そこで，そのツボを刺激すると，滞った「気」の流れがスムーズになり，異常を回復することができるというわけです。ツボ刺激は，人間がもっている自然治癒力を高めます。

特に症状がなくても，日頃からツボを刺激していると「気」の流れを正常に保つことができ，痔のみならず病気の予防効果も見込むことができます。

手技およびポイント

「足の三里」（脛骨の前縁を指腹でさすっていくと，指の止まるところがあります。そこから外側へ2cmのところ。膝の下から指4本分下がった骨の外側）を

母指または示指でゆっくりと最初の3秒間で圧迫を開始し，次の3秒間で圧迫を維持し，最後の3秒間で離します．この3-3-3秒間のタイミングで動作を2～3分間繰り返し，1日1～2回のペースで毎日行ないます．

坐薬・軟膏の使用

　坐薬や軟膏が必要な場合は，できるだけ痛み・炎症・出血を抑える作用をもつ坐薬や軟膏をまず使用します．これらの坐剤外用薬は排便時の肛門部への負担を軽減し，スムーズな排便を促す効用もあります．局所麻酔薬を含む坐薬は過敏症を起こしたり，アレルギー反応を起こす危険があるため(→ひとくちメモ)，用いないほうがよいでしょう．

　一般的には主としてネリプロクト軟膏を使用し，それで効果が不十分な場合はポステリザン坐薬を使用しています．これらは副腎皮質ホルモンの入った薬剤で，ネリプロクト軟膏は，痛み・炎症・出血を抑え，症状を緩和するために使用され，ポステリザン坐薬は感染防止と創傷治癒の目的で使用されます．

痔

ひとくちメモ

[軟膏やゼリーの使用にあたっては薬剤アレルギーの有無を確認！]
　還納時に使用する軟膏やゼリーは局所麻酔薬が含まれていることが多いので，使用前に薬剤アレルギーの確認を忘れないようにします．また，痔核の腫脹・疼痛が強い場合や，肛門括約筋の収縮力が弱い場合には，無理をして還納しないようにします．腫脹が強い時は，アクリノール湿布をして，腫脹が軽減してから行なうことが大切です．
　まれにショックあるいは中毒症状を起こすことがあるので，投与にあたっては十分な問診を行ない，使用する際は必要最少限にします．

> **ひとくちメモ**

[痔の薬の使い方]

〈坐薬〉

① 坐薬は就寝前や排便後など,挿入後しばらく安静がとれる時間帯に使用するのがよいでしょう。

② 肛門管は約3cmあるので坐薬挿入時はそれ以上奥に挿入します(肛門の括約筋の圧力で押し出されてしまうので)。

③ 肛門を清潔にして,あらかじめ軟膏を少し塗ってから先の尖ったほうから肛門に深く挿入し,挿入後はりきまないこと。坐薬が体温でとけて直腸粘膜の炎症を抑えます。

④ とけやすいので冷暗所に保管します。

⑤ 使い捨ての手袋を使用します(肛門の奥まで坐薬を入れるため)。

〈軟膏〉

⑥ 容器先端から軟膏を少量出して肛門周辺に塗ります。挿入管の表面にも塗ってすべりをよくします。肛門内に容器の先を深く挿入して軟膏を押し出す。肛門周辺から奥に広がっている炎症に効きます。

⑦ 軟膏を肛門の周囲に塗る時は,適当な大きさのガーゼに薬を押し出して患部に当てます。

⑧ 30g入りの軟膏の場合は,挿入用のキャップだけを取り除き保存用の栓で蓋をしておきます。一般的には2gで使い捨てのものが多いです。

〈その他〉

⑨ 薬の選び方は炎症が強く,はれ,痛みともに強い時は,副腎皮質ホルモンの入ったもの,炎症症状が軽い時は,副腎皮質ホルモンを含まないものを使います。出血の強い時は止血剤の入ったものを使い,内用薬も併用するとよいでしょう。かゆみの強い時は抗ヒスタミン剤などの入ったものを使います。

⑩ 内用薬は外用薬とあわせて補助的に使用します。内用薬には血管を強くしたり,炎症やうっ血をとる作用がありますが,外用薬を使っても症状の改善がみられない時に使用すると効果があります。

妊娠時の痔の手術

　妊娠していると痔の手術のリスクは高くなります。妊娠時の痔の手術は再発の可能性があるため，できるだけ行なわないほうがよいでしょう。どうしても痔の症状がひどい時など，やむを得ず手術に踏み切らなければならないこともありますが，妊娠中のリスクを考えた場合，妊娠前に治療しておくことをすすめます。
　やむを得ず手術をする場合も，妊娠5〜7か月の安定期を待って行なうことが大切です。

引用・参考文献

1) 渡部祐美子，橋本美奈，早川有子他：若年女性の痔核保有の実態と肛門引き締め運動のサーモグラフィーでの温度変化．栃木母性衛生，27：27-34，2000．
2) 高野恵子，佐藤智子，山中良恵，早川有子，大谷美和子：若年女性の痔核保有の実態と肛門引き締め運動の効果．栃木母性衛生，25：11-17，1998．
3) 早川有子，水上尚典，佐藤郁夫：妊・産・褥婦の痔核症状の経日的変化．栃木母性衛生，26：12-16，1999．
4) 山名哲郎，岩垂純一：痔．からだの科学，97-101，2002．
5) 坂野ゆき子，早川有子他：会陰切開を受けた褥婦の自然療法による看護．助産婦雑誌，53(6)：66-73，1999．
6) 栗原浩幸他：肛門周囲疾患の鑑別診断と治療方針．消化器外科，25(7)：1263-1271，2002．
7) 神前五郎，和田達雄，阿部令彦編：外科診断学．医歯薬出版，1988．
8) 高野正博：妊娠・分娩と痔疾患．日本大腸肛門病会誌，43：1077-1082，1990．
9) 日野原重明，井村祐夫監修：看護のための最新医学講座　第4巻　消化管疾患．中山書店，2001．

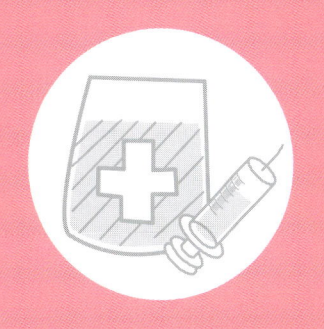

第3章

貧血のトラブルを解決しよう

貧血のケア
Caring Caring Caring Caring Caring Caring Caring Caring

Q 血液の基本的な働きとは？

　貧血は，一般に若い女性に多くみられることが知られています。血液検査で初めて"鉄欠乏性貧血"と診断され，戸惑う女性も少なくありません。実際に妊婦の中にも"鉄欠乏性貧血"がみられ，妊娠中の母親の健康状態とともに胎児やお産に重大な影響を及ぼす危険性もあり，見逃すことができない妊・産・褥婦の臨床症状として重要視されています。
　妊・産・褥婦はなぜ貧血になりやすいのでしょうか。また，その予防とケアをどのようにしていったらよいのでしょうか。妊・産・褥期に問題となる「貧血」について考えてみましょう。
　「貧血」の話に入る前に，まずは簡単に血液の働きについて，みてみましょう。

血液・血球・血漿とは？

　血液は心臓および血管，すなわち循環系の中を満たしている赤色の液体で，血液の量は体重のほぼ13分の1（約8％）といわれています。したがって，体重60kgの人では約5Lの血液が体内を循環している計算になります。
　血液は，血球（血液細胞）と血漿からなります。
　血球の種類には，⑴赤血球，⑵白血球，⑶血小板の3つがあります。
　呼吸によって取り入れられた酸素は，赤血球によって身体のすみずみまで運ばれます。赤血球には，ヘモグロビン（血色素）という鉄分を含有するたんぱく質が含まれていて，肺で酸素と結合し，血液循環によって全身の組織に酸素を運ぶ働

きをするほか，細胞から出された二酸化炭素を肺に運ぶ役割も果たしています。血液が赤いのはヘモグロビンが赤い色をしているためで，赤血球の寿命は約4か月です。白血球には，顆粒球，単球，リンパ球が含まれており，免疫機能に重要な役割を果たしています。また，血小板は血液の凝固に関与しています。

血漿は，水，有機物（たんぱく質，糖質，脂質，老廃物），電解質（主としてNa$^+$，Cl$^-$）からなりますが，そのほか，K$^+$，Ca^{2+}，Mg^{2+}，HCO$_3^-$，HPO$_4^{2-}$，H$^+$PO$_4^-$などが含まれます。細胞に取り込まれる栄養素や細胞から出された老廃物は，血漿にとけて運ばれています。

血漿は血液の無形成分で，血液から血球を除いた淡黄色の液体（水91％，血漿たんぱく7％，そのほかの電解質）と身体のある場所からほかの場所に輸送される物質を含んでいます。弱アルカリ性でpHは7.4±0.05に保たれています。

血漿の主な働きとしては，(1)栄養分を運ぶ，(2)代謝老廃物を腎臓へ運ぶ，(3)含まれるアルブミンの膠質浸透圧により毛細血管と組織間質との間で微循環になう，(4)体温調節をする，(5)抗体や補体による生体防御をする，(6)ホルモンの運搬をする，などがあります。

血液の働き

上述のように，血液はその中に含まれている血球や血漿の働きによって，(1)呼吸（酸素，二酸化炭素の運搬をする），(2)栄養（グルコース，アミノ酸，脂質などを腸管から組織に運ぶ），(3)排出（代謝産物，尿素，クレアチニンなどの運搬をする），(4)緩衝作用（体内のpHを一定に保つ），(5)体温調節（熱の運搬）といった働きをし，全身のバランスを保つ重要な役割を果たしています。

Q 妊・産・褥期の「気になる貧血」とは？

それでは，「貧血」とはどのような状態のことをいうのでしょうか。WHOが定めた基準を確認し，そのうえで，貧血にはどのような種類があるのか，また，妊・産・褥期の「気になる貧血」の見分け方について，検討してみたいと思います。

貧血とは……

貧血とは，赤血球の数（RBC），あるいはその中に含まれるたんぱく質であるヘモグロビン（Hb）濃度が減少し，血液の濃度が薄くなってしまった状態のことをいいます。

WHOの基準では，ヘモグロビン濃度が成人男性で13 g/dL，女性で12 g/dL以下になると貧血であるとされています。また，WHOでは，妊娠中の貧血の基準を血液中のヘモグロビン量が11.0 g/dL未満，ヘマトクリット値（Ht）が33.0％未満と定め，日本でもほぼこの基準に沿って妊娠中の貧血の診断が行なわれています。

貧血の分類

貧血は，その原因の違い（出血，溶血，産生減少など）によって赤血球の形態（大きさ）が異なり，(1)小球性低色素性貧血，(2)正球性貧血，(3)大球性貧血の3

種類に大別することができます。

　一般的に妊・産・褥期に問題となる鉄欠乏性貧血は，小球性低色素性貧血に属し，鉄欠乏性貧血のほかには，慢性炎症，感染症に伴う貧血などがこれに含まれています。

　また，まれなケースではありますが，妊娠中に葉酸が不足すると，妊娠性大球性貧血に陥ることもあり，注意が必要です。大球性貧血には，このほか，悪性貧血なども含まれています。

　正球性貧血には，溶血・続発性貧血，白血病，再生不良性貧血などが含まれます。

小球性低色素性貧血の特徴

　小球性低色素性貧血(➡ひとくちメモ)の特徴的な徴候としては，次のようなものがあります。

1) 1つひとつの赤血球は小型化し薄くなる。
2) MCV[注1]，MCHC[注2]が減少し，網(状)赤血球が増加する。また，貯蔵鉄フェリチンが減少する[注3]。
3) 小赤血球(直径7μm以下)が多数みられる。

鉄欠乏性貧血とは

　妊婦にみられる貧血のほとんどは鉄欠乏性貧血です。妊娠が進行するにしたがい，妊婦の血液量は増加します。それに伴って，血中のヘモグロビンの量も増加していくのですが，その際にヘモグロビンに含まれる鉄分が必要となります。また，鉄分は胎児の発育や胎盤の成長にも必要とされるため，妊娠中の女性は，通

注1) MCV(平均赤血球容積)：赤血球の大きさを示す指標であるため，貧血の種類を判定する際に用いる基準値となる。基準値は女性で79.0～100.0 fLとされている。

注2) MCHC(平均赤血球ヘモグロビン濃度)：赤血球のヘモグロビン濃度の平均値。基準値は女性で30.7～36.6%とされている。

注3) 体内の鉄貯蔵量は血清中のフェリチン濃度から推測することができる。フェリチンの濃度が12 ng/mL以下の場合には，鉄欠乏性貧血が疑われる。

常よりも鉄分の需要量が大幅に増した状態になります(詳細は75ページ)。そして，この需要の増加に供給が追いつかなくなると「鉄欠乏性貧血」に陥ってしまいます。

寺田[1]は「鉄欠乏性貧血では，RBCよりもHbがはるかに減少する」と述べています。これは鉄欠乏性貧血では赤血球内でのヘモグロビン合成が不十分となり，赤血球数に比べてヘモグロビン濃度が著しく低下するためだと考えられています。赤血球はほかの血球と比べて寿命が長いため，正常者でほぼ一定の値が維持されており，赤血球数そのものは，貧血のような状態に置かれても，急激な出血あるいは脱水が起きた場合を除いては，変化は起こりにくいのです。

鉄欠乏性貧血は，貧血の中で最も頻度が高い貧血とされていますが，同時に「食事」との関係が最も深い貧血ともされています。これは，われわれが必要とする鉄分をすべて食物の形で体外から補給しなければならないことと深く関連しています。

ひとくちメモ

[小球性低色素性貧血の診断に必要な数値の求め方]

●平均赤血球容積の求め方

$$MCV(fL) = \frac{Ht(\%)}{RBC(10^6/\mu L)} \times 10$$

●平均赤血球ヘモグロビン量の求め方

$$MCH(pg) = \frac{Hb(g/dL)}{RBC(10^6/\mu L)} \times 10$$

●平均赤血球ヘモグロビン濃度の求め方

$$MCHC(\%) = \frac{MCH}{MCV} \times 100 = \frac{Hb(g/dL)}{Ht(\%)}$$

RBC：赤血球　　Ht：ヘマトクリット

μL(マイクロリットル) $= 10^{-6} L$　　pg(ピコグラム) $= 10^{-12} g$

一般に，健康な人では，排便，排尿，発汗などによっても，体内から鉄分が失われていき，失われた鉄分は消化管から新たに吸収していかなければなりません。しかし，吸収される鉄分は1日にわずか1mg程度です。食物中の鉄分は約5〜10%が十二指腸で吸収されるといわれており，逆算すると，1日に必要とされる鉄分の摂取量は約20mgとなります。これだけの量の鉄分をどのように摂取していくかが食事指導のポイントです。

　貝原[2]は，「Hb濃度が11.0g/dL未満を示すが，MCVが正常で鉄欠乏性貧血が明らかでない場合には，鉄剤投与による治療を行なうよりも，まず食事指導を行なう」と述べています。

鉄欠乏性貧血の診断と対応

　妊娠中に問題となる鉄欠乏性貧血の見分け方について，貝原[2]は次のような基準をあげています。

1）妊娠8週以前では，血漿量の赤血球量に対する相対的増加がまだ起こっていないので，病的な貧血をHb濃度によって診断することができる。すなわちWHOの診断基準にしたがって，Hb濃度は非妊婦では12g/dL未満（11g/dLではない）の値を示す場合には病的な貧血と診断することができる。

2）妊娠9週以後，Hb濃度が11.0〜9.0g/dLと軽度に低下している場合にはMCVに注目し，MCVが低値を示せば鉄欠乏症と診断する。

3）2）のケースで，MCVが正常であれば血清鉄を測定し，血清鉄が正常であれば生理的な血液希釈によるHb濃度の低下と判断する。

4）Hb濃度が9.0g/dL未満と低下し，MCVが正常か上昇している場合には，血液疾患が合併している可能性があり，内科的な精査を必要とする。

5）鉄欠乏性貧血と診断された場合には，鉄剤投与による治療を行なう。

6）妊娠9週以降でHb濃度が11g/dL未満を示すが，MCVが正常で鉄欠乏性貧血が明らかでない場合には，鉄剤投与による治療を行なうよりも，まず食事指導を行なう。

　鉄欠乏性貧血であることが明らかになり，鉄剤の投与がなされることになった場合，経静脈による過剰な投与は肝機能障害を招く危険性があるため注意が必要となります。

Q 妊・産・褥婦はなぜ貧血になりやすいの？

妊娠が母体に及ぼす影響

妊娠中は血漿の量が増加する

　妊婦が貧血になってしまう要因の1つには，血漿量の増大による血液の希釈が考えられます。貝原[2]は，「正常妊娠では，血漿量は妊娠9週頃より急激に増加しはじめ28～30週でピークとなり，その後分娩までわずかに増加します。妊娠時の血漿増加量は600～1700 mL（平均1050 mL）にも達し，非妊時の50％も増加します。一方，赤血球量は妊娠経過とともにコンスタントに増加するが，増加量は270～495 mL（平均320 mL）であり，非妊時の18％増にすぎず，血漿量の増加に比べて少ない」ことを述べており，このような血液の変化が妊娠時の貧血を発生させる要因の1つであることがわかります。

　妊娠中は，血漿量の増加が著しく，妊婦は生理的にも水血症（➡ひとくちメモ）となり，単位容積あたりのヘモグロビン値が減少してしまうことで貧血になりやすくなるのです。水血症の状態により，血液粘度は低下します。この低下は循環血液量を増加させます。こうして子宮・胎盤系の血液量が増加し，胎盤の血栓や梗塞が形成されにくくなっているのです。

妊娠により「鉄分」の需給バランスが崩れる

　先にも述べたとおり，妊娠期には鉄欠乏性貧血が起こりやすくなります。
　鉄欠乏性貧血は，体内で必要とされる量の鉄分が不足し，鉄分を含有したたんぱく質であるヘモグロビンが十分に合成されなくなってしまうために引き起こされる症状です。

表1　妊娠中の鉄分損失量

自然排泄	170 mg（150～200）
母体赤血球増加	450 mg（200～600）
胎児必要量	270 mg（200～370）
胎盤・臍帯の鉄	90 mg（30～170）
分娩時失血	150 mg（90～310）
合計	1130 mg（670～1650）
妊娠，分娩による損失	680 mg（470～1050）

文献3）より一部改変

　実は，妊娠中の女性の身体の中では，胎児の発育と造血のために，鉄分の需要が亢進し，非妊時よりも多くの鉄分が必要となります。この傾向は，胎児・胎盤の発育に伴ってさらに強まり，母体の貯蔵鉄までが動員されて，胎児に供給されるようになるといわれています。この結果，急激な鉄分の需要の増大に，鉄分の吸収が追いつかなくなり，鉄欠乏性貧血が引き起こされると考えられているのです。

　表1は妊娠中の鉄分の必要量を示したものです。妊娠から出産にかけて，鉄分は胎児・胎盤の発育のほかにも，赤血球の増加や分娩時の失血などの理由から，必要量が増す傾向にあり，それらすべてを合計すると1130 mgの鉄分が失われ

ひとくちメモ

[水血症]

　水血症とは，妊娠に伴う循環血液量の増加が赤血球の増加をはるかに上回り，血液が希釈された状態のことをいいます。先にも述べたとおり，血漿増加率のほうが赤血球やたんぱくの増加率より大きいため，生理的に水血症を示すようになります。つまり，血液中の血球成分よりも血漿と呼ばれる水の部分が多く増えてしまうことをいいます。

表2　妊娠中から産後にかけての鉄分摂取量　N=43

時期	鉄分摂取量(mg)
妊娠初期	6.6±0.5
中期	7.9±0.3
後期	7.9±0.3
産後1か月	8.6±0.4

栄養素(Mean±SD)　　　　　　　　　　　　文献4)より一部改変

ていくことがわかります。このうち，妊娠・分娩に必要な鉄分の総量は680mgとなります。

このように，妊娠経過に伴う鉄分の必要量の増加が，それまでの鉄分の需給バランスに大きな影響を与え，それが貧血の要因となっていることが考えられます。

つわりの影響

貧血は妊娠初期のつわりのため，鉄分やアミノ酸，葉酸などの摂取量が減ってしまうことによっても発生する可能性があります。

赤血球をつくるには，アミノ酸，鉄分，ビタミンといった養分の摂取が不可欠となります。これらをバランスよく摂取する工夫が必要です。

鉄吸収率の低下

妊娠による胃酸の産生低下と食事の摂取量の減少があると，鉄分の吸収を促すビタミンCやアミノ酸といった物質も十分に摂取されない状態となり，結果，鉄吸収率が低下してしまいます。

（七訂）食品標準成分表によると，鉄分の1日摂取必要量は，18〜29歳妊婦では，9.5mg（妊娠初期），22.0mg（妊娠中期・後期），授乳中の母親は9.5mgとされています。しかし，表2に示した松枝ら[4]の鉄分摂取の調査では，産褥期は必要量をとっていますが，妊娠中期・後期は摂取量が必要量の半分以下です。

妊娠中にさらに鉄分の吸収率の低下が加われば，妊婦の貧血のリスクが高まってしまうことは想像に難くありません。

妊娠前・出産後の影響

妊娠前の鉄貯蔵量の減少

　若い女性を中心にダイエットをする人が増えています。特に，思春期のまだ身体が発育過程にある子どもたちの間でも，ダイエットをしたがる傾向が見受けられるようになりました。しかし，若年期からの無理なダイエットは，体内の貯蔵鉄の減少を招く危険があります。

　妊婦に鉄分の欠乏が起こるかどうかは，妊娠中というよりも，妊娠前の貯蔵鉄がどれだけ蓄えられているかにかかっているといえます。奈良[5]は，「日本人女性の貧血の検査で，鉄欠乏性貧血の頻度は8.4％，貯蔵鉄の減少が見られた潜在性鉄欠乏症や鉄欠乏症をも含めた頻度は59.8％，これらの鉄分欠乏の女性が妊娠すればやがて妊婦貧血となる」と述べ，貯蔵鉄の不足がやがては貧血の原因となることを指摘しています。

分娩直後は「貧血」が発見されにくい

　分娩直後は，飲水不足になりやすく脱水傾向にあります。また，分娩時の出血によって生理的な血液濃縮が起こるため，産後にRBC数とヘモグロビン濃度が一時的に上昇する傾向があります。そのため，実際は「貧血」であるにもかかわらず，検査の結果から，そのリスクを見逃してしまう可能性があることに注意しなければなりません。

Q 「貧血」はなぜ問題なの？

　貧血に陥ると，「めまい」「息切れ」「動悸」「冷え」「疲れやすい」「頭痛」「産後の肩こり」「立ちくらみ」「食欲不振」「集中力がなくなる」「耳鳴り」などが自覚症状として訴えられ，他覚症状としては，「顔面蒼白」「爪の蒼白」などが出現します。
　ただ，鉄欠乏性貧血は急激には起こらず，徐々に進行していくため，症状が軽いうちはなかなか自分が貧血であることが認識されにくいという問題があります。しかし，ヘモグロビンが 7～8 g/dL をきると，「動悸」「立ちくらみ」「息切れ」「顔面，皮膚の色白」などの貧血症状がみられるようになるといわれています。
　それでは貧血はなぜ問題なのでしょうか。以下に，貧血によって引き起こされる典型的な症状とそのメカニズムを示したいと思います。

貧血の症状

身体に起こる症状

　鉄分が不足すると，身体の中に酸素を運搬するヘモグロビンがつくられなくなり，結果，全身の組織に酸素がいきわたらなくなってしまいます。
　赤い色素をもつヘモグロビンが不足するため，顔色が悪くなり，睡眠はしっかりととっていても酸素不足が脳に影響して朝なかなか起きられない，頭が重い，頭痛や全身倦怠感などの症状が出てきます。こうした症状により，生活のリズムが崩れてしまうことが心配されます。

💊 立ちくらみ，疲労

　また，頭が重い，頭痛や全身倦怠感などの症状が出てくると，徐々に疲労が蓄積して立ちくらみなどを体験するようになります。

　妊娠中は特に，身体の前のほうへの重み（胎児）も加わるため，体重の平衡を保つためにお腹を突き出して身体をそって歩くようになります。しかし，こうした不安定な歩き方をし，さらに貧血による立ちくらみなどが起こると，転倒のリスクが高まってしまうと考えられます。

💊 動作時の動悸，息切れなど

　赤血球が，身体中に酸素を運ぶ量が減ってしまうと，その不足分の酸素を供給するために，心臓がよけいに働き，脈拍が速くなります。この結果，疲れやすくなり，息切れや頭痛などの症状が出てきてしまいます。

分娩時に微弱陣痛になりやすい

　貧血・疲労などがあると，分娩時に微弱陣痛になりやすくなります。また，微弱陣痛のため遷延分娩（日本産科婦人科学会の定義では，初産婦では30時間，経産婦では15時間以上）となることにより，胎児仮死・弛緩出血など母子に深刻な影響を及ぼす事態も生じてきます。しかし，こうした問題は妊娠中の貧血の治療，体重増加の制限などによってかなり予防することができるとされています。

　貧血は児において「Hb 6.0 g/dL 以下になると，子宮内胎児発育不良，胎児死亡，早産などの児の異常が発症してくる」[6]と述べられています。また，貧血があると産褥期においては産後の回復が遅くなり，疲れやすいなどの影響が出てきてしまうことも心配されます。

Q 「貧血」の予防はどうすればいいの？

貧血は妊娠中に起こりやすく，また，お産の際にも問題が起こりやすい症状であることはよく理解いただけたと思います。しかし，その一方で鉄欠乏性貧血は，食事などで十分な鉄分を摂取することで解消できるものです。
　それでは，「貧血」に対してどのようなケアを提供していけばよいのでしょうか。

食習慣を見直す

若い頃からの偏食，無理なダイエットは危険

　前述したように，貧血は体内の鉄分が欠乏することによっても引き起こされます。妊娠期に鉄分の欠乏が起こるかどうかは，妊娠前の貯蔵鉄が十分にあるかどうかにかかっているため，妊娠前から偏食や朝食抜きの生活，無理なダイエットなどをしないことが，貧血予防の第一歩となります。
　図1に示したのは，鉄分，ビタミンC，たんぱく質，それぞれの所要量とそれがどれだけ実際に摂取されているかという調査を比較したものです。
　濃い色で示した棒グラフは，文部科学省(七訂)食品標準成分表2018で，生活活動強度Ⅲ(適度)[※1]の18～29歳までの女子について定められている摂取基準値を示したもので，その隣の薄い色の棒グラフは筆者らが，1997年に20歳前後の女性に連続3日間の食事内容(朝・昼・夕・間食)の食品名とグラム数を記入する用紙を配布(グラム数の目安となる資料を配布)し，得られたデータを市販の栄養価計算ソフトを使って各栄養所要量別(鉄分，ビタミンC，たんぱく

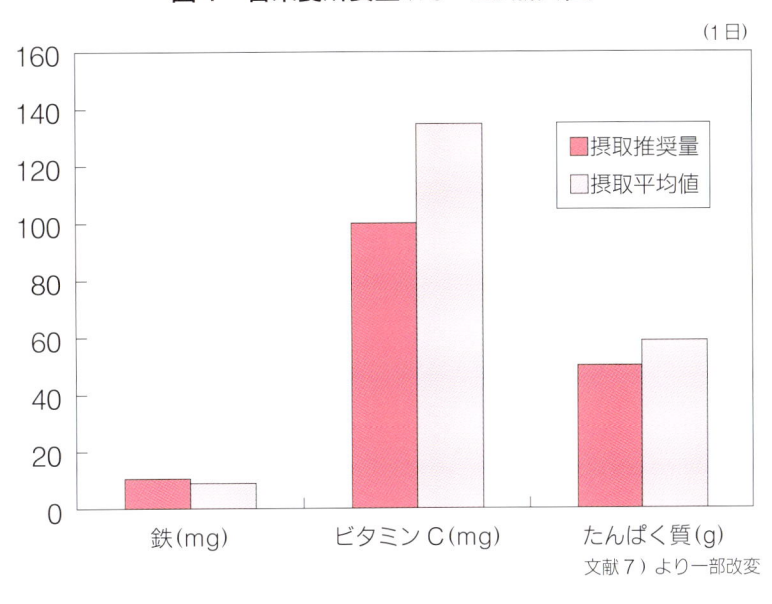

図1　各栄養所要量（19〜20歳女性）

（1日）

（グラフ：摂取推奨量／摂取平均値　鉄(mg)、ビタミンC(mg)、たんぱく質(g)）

文献7）より一部改変

質）に算出したものです。

　結果を比較してみると，鉄分は，1日摂取推奨量が10.5 mgとされているのに対して，筆者らの調査した93名の女子では，摂取した鉄分の平均は8.4 mgで，充足率は70%（1999年度，国民栄養調査における鉄分摂取量の充足率は84%）というものでした。一方で，ビタミンCとたんぱく質については，摂取所要量を上回る結果を得ました[7]。

　これらのことから，鉄分は日頃の食生活の中で摂取が難しい成分であり，特に若い頃からの偏食や朝食抜き，無理なダイエットなどは，鉄分摂取量を著しく低下させてしまう危険があることがわかります。鉄分の摂取量を減らさないために

※1　生活活動強度Ⅲ（適度）とは
　生活活動はⅠ〜Ⅳの4つの区分に分類されており，生活活動強度Ⅲとは，「生活活動Ⅱ（やや低い）の者が，1日1時間程度は早歩きやサイクリングなどの比較的強い身体的活動を行なっている場合や，大部分は立位での作業であるが1時間程度は農作業，漁業などの比較的強い作業に従事している場合」をいう。

も，食生活をもう一度見直すような働きかけと栄養指導を心がける必要があるといえそうです。

🍼 思春期からの鉄分摂取が大切

女性は月経により，120～250 g の血液を失います。そこに含まれる鉄分の量はおよそ 15～30 mg とされており，月経により喪失した鉄分を無理なく補う方法も考えていかなければなりません。特に思春期の栄養指導は大切です。

妊娠中の貧血の背景には，思春期からの「貧血」が潜んでいることが多くあります。妊娠中は鉄分の需要量が増加するため，意識的に鉄分の含有量の多い食事をとる必要があります。しかし，実はそれ以前に，どれだけの量の鉄分が思春期の頃から身体に蓄えられていたかということが，妊娠中の「貧血」を引き起こす大きな要因となります(80 ページ参照)。

妊・産・褥期の「貧血」を考えた時，その予防のためには，妊娠中というよりも，むしろ思春期から成人にかけての栄養指導が効果的であることを再確認する必要がありそうです。

🍼 妊娠・出産・授乳中の栄養指導

妊娠，出産，授乳中に多くの「鉄分」が必要であることを母親に伝えておくことは大切です。妊娠中は，胎児・胎盤の発育に伴い，鉄分の需要が増すこと。出産に伴う出血によって鉄分が失われてしまうこと。そして，母乳には 0.25～0.34 mg/日の鉄分が含まれていること。こうした事実をふまえて，母親に「鉄分」の摂取を促していきます。

また，母乳中に含まれている鉄分の量は，月経により喪失する鉄分の量と比べて，微量であること。授乳中は月経が止まるため，鉄分の喪失量は低減し，この間に妊娠，出産で使われた鉄分を回復しておくことが，「貧血」を防ぐうえで大切であることなども伝えておくとよいでしょう。

前述のように文部科学省(七訂)食品標準成分表 2018 では，妊・褥婦の鉄分の推奨量(18～29 歳)は，妊婦の場合，非妊娠時の女性(月経なし)に必要とされている 7.0 mg(初期)よりも 15.0 mg(中期・後期)多い，22.0 mg とされています。また，授乳婦の場合は，7.0 mg より 2.5 mg 多い 9.5 mg とされています。

過多月経の原因に注意する

　過多月経とは，月経血の量が正常量(120〜250 g)を超えて異常に多いことをいいます。「過多月経」は出血量が多い分，貧血を起こしやすくします。そのため，事前に出血をきたす病気がないか調べて，対処しておくことが大切です。

　過多月経の原因としては，子宮筋腫や子宮内膜症などの子宮疾患に起因する器質的過多月経と，器質的な異常は認められず，卵巣ホルモンの分泌異常による内膜の異常，精神的ストレスでの自律神経の失調によって生じるものが考えられます。

Q 貧血のケアの注意点は？

「貧血」があると，頭痛や頭重感，全身倦怠感，疲労しやすさ，めまいやそれに伴う転倒の危険，動作時の動悸，息切れなどの症状が起こりやすいといわれています。
　貧血に伴う苦痛，それによる危険などにどのように対処していくかを考えていきましょう。

貧血の検査はどんなものですか？

検査項目（CBC 検査）

　貧血か否かを判定するための検査には，CBC（完全血算：Complete Blood Count）というものを行ないます。CBCの検査項目は，赤血球数（RBC），ヘモグロビン濃度（Hb），ヘマトクリット値（Ht），平均赤血球恒数，網(状)赤血球数，白血球数（WBC），血小板数（Plt）が必要最低限の検査項目とされ，このほかに，平均赤血球容積（MCV），平均赤血球ヘモグロビン量（MCH），平均赤血球ヘモグロビン濃度（MCHC），総鉄結合能（TIBC）といった項目についても測定をすることがあります。これらの検査でほとんどすべての貧血の診断が可能です。

貧血の検査の基準値

　表3にそれぞれの検査項目についての基準値を示します。

表3 血液検査・血液生化学検査と基準値

● 血液検査

検査項目	基準値
赤血球数(RBC)	380万〜480万/μL
白血球数(WBC)	4000〜9000/μL
血小板数(Plt)	12万〜40万/μL
ヘモグロビン値(Hb)	12〜16 g/dL
ヘマトクリット値(Ht)	36〜42%
平均赤血球容積(MCV)	81〜99 fL
平均赤血球ヘモグロビン量(MCH)	26〜32 pg
平均赤血球ヘモグロビン濃度(MCHC)	32〜36%
網(状)赤血球数	0.2〜2.0%

● 血液生化学検査

検査項目	基準値
総鉄結合能(TIBC)	246×410 μg/dL
血清鉄	60〜200 μg/dL
血清フェリチン	8〜74 ng/mL

文献5)より一部改変

貧血の症状への対応

頭痛，全身の倦怠感

　　頭痛や全身倦怠感がある時は，末梢の血液循環を促進するように保温やマッサージを行なうとよいでしょう．頭痛や全身倦怠感は，組織の酸素不足に伴う二酸化炭素の蓄積によることが多いので，保温やマッサージによって軽減することができます．そのため，足浴やぬるめのお風呂に短時間入るのも効果的です．

疲労と転倒のリスク

　　妊娠中の疲労や転倒の危険を回避するためには，食事，買物，洗濯，掃除などといった生活行動の合理化を図ることが大切です．

　　貧血の人は疲労感を強くもつ傾向があるため，家事の分担を促したり，1日8時間以上の睡眠，活動中には2〜3時間ごとに20〜30分の休息をとるように指導するとよいでしょう．また，めまい，頭重感がある人の場合，転倒の危険もあ

るため，常時，かかとの低い（0～3 cm 程度）歩きやすいはきなれた靴をはくようにすすめるとよいでしょう。

🩹 動悸・息切れ

　貧血は，動作時の動悸，息切れといった症状も引き起こします。動作時，必要な酸素を供給するために循環が促進されることは当然のことですが，貧血の場合，酸素を運ぶ機能が低下しているために，身体は循環をよけいに促進させ，必要な酸素量を確保しようとします。このような過度の循環機能の亢進は，身体にとって大きな負担となります。

　こうした事態を避けるためにも，適度な安静を保ち，消費酸素量を最小限にすることが大切です。日常生活動作はゆっくり行なうようにし，階段の昇り降りなど，動悸，息切れが起こりやすい動作をする際には，途中で深呼吸や休息をとりながら，時間をかけて行なうよう伝えるとよいでしょう。

貧血に効く「ツボ」

　貧血においても，ツボ療法はその効果を発揮します。貧血によいツボとして知られているのは，「便秘のケア」でも紹介した合谷・神門・足の三里です（22 ページ参照）。これらのツボを平揉法（へいじゅうほう）（→ひとくちメモ）で刺激すると効果があるといわれています。

> **✏️ ひとくちメモ**
>
> ［平揉法とは］
> 　平揉とは，文字どおりツボを「平に揉む」という意味で，指で円を描くようにツボを揉むことをいいます。「平」とは，中指を垂直にツボ（指先を筋肉の深さまで届くように）にあて，平らに円を描くようにまわすこと。「揉」とはツボを押さえながらなでることを意味します。平揉の1回転を1回と数えて50～100回（1分間に60回ぐらいのテンポ）行ないます。

Q 貧血のための栄養指導の基本は？

食事指導の基本

　貧血の中で最も頻度が高く，また食事との関係が深いのが鉄欠乏性貧血です。妊婦のほとんどは鉄欠乏性貧血ですから，貧血の食事療法が必要です。

　しかし，犬飼ら[8]は「血中Hb濃度の数値のみで鉄剤の投与や食事指導が行なわれる現状は，今後検討していく必要がある」と述べています。また，高久[9]や貝原[10]は，「血液希釈が発生しない妊娠初期から血中Hb濃度やHt以外に赤血球数，MCV（平均赤血球容積），血清鉄，不飽和鉄結合能（UIBC），血清フェリチン値を測定し，総合的に判断したうえで，貧血治療や保健指導につなげていく必要がある」と述べています。

　これらのことから，食事指導をするにあたっては，血中Hb濃度の数値のみだけでなく，上記検査などさまざまな情報から多面的，総合的に「貧血」を判断し，指導をしていく必要があるといえそうです。

　貧血の際に問題となる鉄分の欠乏を回復するためには，基本的には「鉄分」を積極的に摂取することが必要になります。しかし，単に鉄分の摂取量を増やすだけでは不十分で，たんぱく質やビタミンCなど，造血機能に必要不可欠な栄養成分をしっかりと摂取することも大切になります（表4）。

鉄分を含む食材

　鉄分を多く含む食品の中でも，特に肉類，魚類などには，吸収率のよいヘム鉄（2価鉄）が含まれています。これらの食材には良質のたんぱく質も含まれているため，貧血予防には有効な食材といえます。一方で，穀類，いも類，大豆，野菜

表4　妊婦・授乳婦の栄養所要量（推奨量）18〜29歳

		鉄分(mg)	ビタミンC(mg)	たんぱく質(g)
妊婦	初期	9.5	100	50
	中期	22.0	100	60
	後期	22.0	100	75
授乳婦		9.5	145	70

文献12）より改変

　などに含まれる鉄分はほとんどが非ヘム鉄（3価鉄）です。非ヘム鉄は，ヘム鉄に比べると吸収率が落ちます（89ページ参照）が，ビタミンCなどを一緒にとると，鉄吸収を促す（3価の非ヘム鉄を2価に還元するため）とされています。
　鉄分が多く含まれる食品は，レバーや魚の血合い肉，緑黄色野菜などです。しかし，これらは味に癖があったり，調理に手間がかかったりと，敬遠されがちな食材でもあります。したがって，こうした食材を食べやすく，かつ簡単な方法で料理できるように妊・産・褥婦に指導する必要があるでしょう（CD-ROM「**貧血によい料理**」）。

ひとくちメモ

［ヒジキとヒ素］

　ヒ素に精通している聖マリアンナ医科大学予防医学講座の山内博助教授は「妊娠女性と3歳児未満の幼児はヒジキを食べるべきではない」と断言しています。最近，ヒジキに無機ヒ素が多量に含まれることがわかりました。無機ヒ素は胎盤を通過しやすく，妊娠女性が摂取すると，速やかに胎児も摂取してしまうことになります。3歳未満の幼児についても，血液脳関門が未熟なため，ヒジキを摂取することによる脳障害の可能性が成人とは比較にならないほど大きいのではないかと，山内助教授は危惧しています。

ヘム鉄と非ヘム鉄

　肉や魚に含まれる主な鉄分はヘム鉄です。ヘム鉄は血色素ヘモグロビンおよび筋肉色素ミオグロビンなどの構成成分として存在しています。赤身肉が鉄分の供給源として優れているのは，肉，魚の赤身（カツオ，マグロ，サンマ，サバなど）の部分にヘム鉄を含むミオグロビンが豊富に分布しているからです。

　ヘム鉄は非ヘム鉄に比べて腸管吸収が高く，5～10倍であるとされています。しかし，実際の食事に含まれている鉄分のうち，吸収率に優れたヘム鉄の量は少なく，鉄分の総摂取量のうち約8割が非ヘム鉄です。非ヘム鉄の腸管吸収率は，食物中に含まれる鉄分以外の成分によって，著しく影響を受けることから，ビタミンCや動物性たんぱく質など，吸収率を上げる食品をうまく組み合わせることが，食事摂取のコツといえます。

ひとくちメモ

［鉄分の吸収の原理］
　食品中に含まれている鉄分は，通常，3価鉄（非ヘム鉄）として存在しています。これが体内に吸収されるためには，2価鉄（ヘム鉄）に還元されなくてはなりません。
　しかし，私たちの身体には，体外から摂取した3価鉄を取り込みやすい2価鉄に還元するメカニズムが，ちゃんと備わっています。取り込まれた3価鉄は消化液によってまず可溶性になり，さらに摂取した食品中に含まれるビタミンCによって2価鉄に還元され，小腸の上部から吸収されるのです。
　ビタミンC（を多く含む食品は95ページ参照）や動物性たんぱく質は，この3価鉄から2価鉄への還元を助ける働きがあるため，「鉄分」とともにしっかり摂取する必要があります。

🔴 有機鉄と無機鉄

　食物に含まれる鉄分には有機鉄と無機鉄があります。有機鉄とは，鉄原子となんらかの有機化合物が結びついたもので，その代表的なものが「ヘム鉄」です。一方の無機鉄は，鉄イオンや酸化鉄（鉄剤，錆）などのことを指します。

　有機鉄と無機鉄では腸管から吸収される際の機構が異なっており，利用効率は一般に有機鉄のほうが5～10倍優れています。

鉄分を効率よく摂取するには

🔴 レバーは貧血に有効だけど……

　鉄分の摂取を考えた場合，できるだけ鉄吸収率の高い「ヘム鉄」を多く含む食品を選択すると効率的です。レバーは先述のとおり，鉄分を多く含む食品の代表格といえます。レバーは鉄分だけではなく，血液の材料となる良質のたんぱく質，銅，ビタミンを豊富に含んでいるので，貧血に対して有効な食品です。

　しかし，豊瀬ら[13]は某病院で，妊娠3か月前後の妊婦217名を対象として行なった調査の結果，①妊婦はレバー料理が好きではなく，②鉄分の多い食品・料

図2　レバーのから揚げ

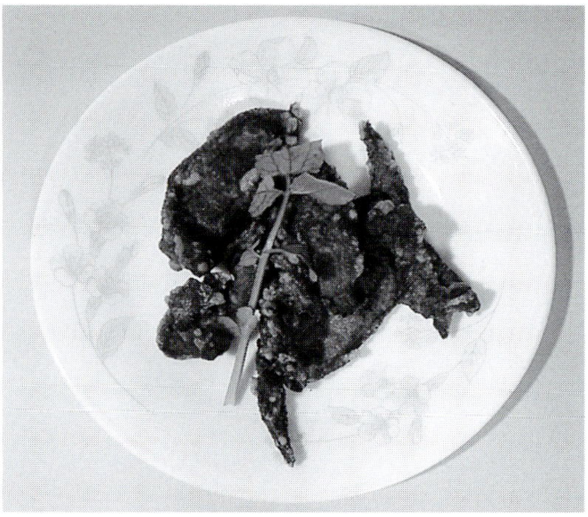

図3　切り干し大根とさつま揚げの煮もの

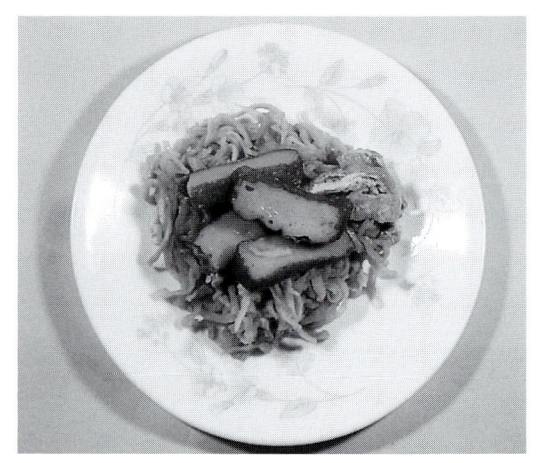

表5　鉄製調理器具が食品の鉄含有量に与える効果

(mg/100 g)

食　品	料理時間 (分)	鉄含有量 ガラス製	鉄含有量 鉄製
スパゲティ・ソース	180	3.0	87.5
グレービー・ソース	20	0.43	5.9
フライドポテト	30	0.45	3.8
米	45	1.4	5.2
牛肉(ハヤシライス)	45	1.52	5.2
リンゴバター	120	0.47	52.5
スクランブルエッグ	3	1.7	4.1

文献14)より一部改変

理について知識をもって食生活で実践している妊婦は少ない，と報告しています。こうした現状をふまえて，本書ではレバーの価値と効果を説明するだけでなく，レバーをおいしく食べる調理法についても紹介しています。**(図2およびCD-ROM「貧血によい料理」)**

　鉄分の多い食品・料理を1週間のうち，いつ(何曜日に)，どれだけの量をどんな料理として食べるかなどを妊婦と一緒に計画していくことは，有効な鉄分摂取の近道となるかもしれません。

　また，レバー料理の指導にあたっては，ウイルス，食中毒を起こす細菌が常在しやすい食品でもあるため，新鮮なものを求め，よく加熱して食べることなどをしっかり確認しておきます。特に夏場は注意が必要です。

鉄製の調理器具は鉄分の摂取量を増す

　実は，鉄製の調理器具からとけ出した鉄分は腸壁から吸収されやすいといわれています。ですから，鉄なべや鉄の包丁を用いることも鉄分の摂取量を増すことになります。

　鉄鍋・すき焼き鍋・フライパン・中華鍋・鉄板・鉄の包丁などの鉄製調理器具からの鉄溶出量に関していくつかの報告がありますが，酢やケチャップなどの酸味調味料で調理した時に溶出量が大きくなります。また，体内に効率よく吸収されるためには吸収されやすい2価鉄でなくてはならないのですが，鉄鍋から溶

出する鉄は70〜90％が2価鉄であるため，体内での吸収に適したものであることがわかります。

表5は，鉄製調理器具が食品の含有量に与える効果の報告です。鉄鍋で料理した場合，料理時間が長いと，たとえばスパゲティ・ソースでは，ガラス製の鍋が3.0 mgに対し，鉄製で料理した場合は87.5 mgもの鉄が含まれており，約30倍も鉄含有量が増すことがわかります。

規則正しい食生活は鉄分の吸収を助ける

食事は1日3食，決められた時間に，よく咀嚼して食べることが理想的です。食事を抜くなどの不規則な食生活が繰り返されると，身体のバランスがくずれ，胃酸の分泌も悪くなってしまいます。そのため，必要な栄養素が身体に取り入れられにくい環境をつくり出してしまう危険性があります。こうした状況を生まないためにも，適度の運動と消化のよい食材の利用を心がけることが大切です。

咀嚼は胃酸の分泌を高める刺激となるため，鉄吸収率を高める効果があります。また，酢，香辛料(トウガラシ，コショウ，カレー粉など)は，胃液分泌を促進し，結果として鉄分の吸収にもよい影響を与えます。ただし，母乳を飲ませている場合は，母乳の質・味に問題が生じることもあるため，量を少なくするなどの注意が必要です。

貧血を改善する「鉄分」以外の栄養

たんぱく質，ビタミンCなど

「鉄分」以外の栄養成分もまた，貧血症状の改善を考えるうえで欠かせないものです。

たんぱく質は，赤血球や白血球をつくり出す材料となるため(ヘモグロビンは鉄分〔ヘム〕とたんぱく質〔グロビン〕が結合して生成される)，妊娠中は，たんぱく質を通常摂取量の10〜20％増量する必要があるとされています。

また，食物中の動物性たんぱく質やビタミンCは，鉄分の吸収率を上げる効果があり，毎食，積極的に摂取を心がけたいものです。たとえば，大豆製品や

卵，貝，海草などに含まれている鉄分は吸収率が低い「非ヘム鉄」ですが，こうした食材と一緒に動物性たんぱく質やビタミンCが多く含まれる果物類を摂取すると，鉄吸収率が上がり，一度の食事で効果的に鉄分を取り込むことが可能になります。

鉄分，たんぱく質，ビタミンCのほかにも，ビタミンB_6，ビタミンB_{12}，銅，葉酸など，造血のために必要不可欠な栄養成分は複数ありますが，1品だけで十分な量を摂取することは困難です。貧血を改善するためには，毎日少しずつ，これらの食品を食べ続ける必要があるのです。

葉酸も大切

妊娠中，胎児の発育に伴って鉄分の需要が増すことは前述しましたが，それと同時に，葉酸の需要も増大します。葉酸は，胎児の発育に重大な影響を及ぼすものとして注目を集めています（→ひとくちメモ）。妊娠初期の葉酸不足は胎児の中枢神経奇形のリスクとなるからです。また，葉酸は造血に必要な成分でもあるため，摂取量の不足は貧血の原因ともなります。

母体が吸収した葉酸は，胎児に優先的に供給されるために妊婦は葉酸不足になりやすくなります。厚生労働省は，葉酸をサプリメントでとるようにとの助言も出しています。

慢性的に胃腸障害や胃・十二指腸全摘出術，胃酸分泌不足，無胃酸の症状をもつ妊・産・褥婦は特にビタミンB_{12}の吸収が悪いため（胃の細胞から分泌される内因子が欠損），注意が必要でサプリメントで補充を怠らないようにしましょう。

鉄分の吸収にかかわる栄養成分

鉄分の吸収を促す栄養成分

肉や魚類の赤身に含まれる動物性たんぱく質は，ヘム鉄の吸収促進作用を高めます。しかし，牛乳・チーズ・卵に含まれるたんぱく質には，鉄分吸収の促進作用は認められません。

また，鉄分の吸収を考えるうえで，ビタミンCの存在は欠かせません。ビタミンCには鉄分吸収の促進的作用があるからです。同様に，クエン酸にも鉄分の吸収を促す作用があります。クエン酸には，鉄分だけでなくカルシウム，マグネシウムなどのミネラルと錯体をつくり，これらの溶解性を高める働きがあるのです。クエン酸は，果物類，特に柑橘類に豊富に含まれます。

鉄分吸収を阻害する栄養成分

　鉄分と一緒に摂取すると，その吸収を阻害してしまう成分もあります。
　タンニン酸がその1つです。茶・野菜・果物などに含まれ，空気にふれると褐色の色素に変わる物質です。タンニンは非ヘム鉄（3価鉄）と結合して不溶性物

ひとくちメモ

[葉酸]

　葉酸が欠乏すると，新生児の神経管障害（主に脳や脊椎に生じる先天性の癒合不全〈二分脊椎〉），生育不良などを起こします。そして，神経管障害には，出生直後，児の腰部中央に腫瘤があるものが最も多く，脳に腫瘤のある脳腫や脳の発育ができない無脳症などもあります。

　近藤[14]は2003年に産婦人科外来を訪れた妊婦に葉酸認知度調査を行ない，また食品から摂取量を推測するために栄養記録票調査を行ない，それぞれ818名，51名から回答を得ました。その結果，葉酸の役割を認知していた妊婦は24%，葉酸摂取量は，342 μg/日でした。

　これは，厚生労働省が勧告する葉酸所要量400 μg/日に満たない結果でした。よって，妊婦には，葉酸の必要性を充分説明していく必要があるといえます。しかし，葉酸は調理中に破壊されやすく，食品から十分に摂取することができないのでサプリメントや強化食品からとることをすすめるとよいでしょう。

質をつくり出してしまうために，鉄分の吸収が妨げられるのです。鉄欠乏性貧血の患者で，鉄剤をお茶で飲んだ群と水で飲んだ群とを比較した調査によれば，両群の間にはあまり影響はなかったとの報告もなされていますが，いずれにしても，コーヒーや紅茶，緑茶など，タンニン酸を含む飲食物を口にする場合は，食事の前後1時間くらいは間をあけることをおすすめします。

　食物繊維もまた，鉄吸収を阻害する働きをしてしまいます。食物繊維は，鉄分をはじめ銅，亜鉛，カルシウム，マグネシウムと結合し，それらミネラルを不溶

表6　鉄分を多く含む主な食品とその含有量
(100 g 中)

種類	食品名	鉄含量(mg)
肉と魚	豚肝臓	13.0
	鶏肝臓	9.0
	牛肝臓	4.0
	煮干し	18.0
	あみ佃煮	7.1
	鰹フレーク	2.6
	なまり節	5.0
	ワカサギ(生)	0.8
	ふな甘露煮	6.5
	マグロ赤身	1.1
貝	シジミ	5.3
	アサリ	3.8
	カキ	1.9
	ハマグリ	2.1
海藻	こんぶ佃煮	1.3
大豆製品	大豆(干し)	9.4
	凍り豆腐	6.8
	納豆	3.3
	豆腐(木綿)	0.9
タマゴ	卵黄(生)	6.0
その他	ほうれん草	2.0
	そば(ゆで)	0.8
	ごま(乾)	9.6

文献11)より一部改変

表7　ビタミンCを多く含む食品と含有量
(100 g 中)

食品名	含有量(mg)
赤ピーマン	170
黄ピーマン	150
柿	70
レモン	100
抹茶	60
キウイフルーツ	69
イチゴ	62
グレープフルーツ	36

文献11)より一部改変

表8 葉酸を多く含む主な食品と含有量

(100 g 中)

食品名	含有量 (μg)	食品名	含有量 (μg)
抹茶	1200	ブロッコリー(生)	210
茶	1300	ブロッコリー(ゆで)	120
紅茶	210	ほうれん草(生)	210
鶏レバー	1300	ほうれん草(ゆで)	110
牛レバー	1000	サニーレタス	120
豚レバー	810	オクラ	110
焼きのり	1900	ニラ葉(生)	100
味付けのり	1600	ニラ(ゆで)	77
干しのり	1200	コマツナ(ゆで)	86
板ワカメ	510	茎ニンニク	120
生ウニ	360	いりごま	150
桜エビ(素干し)	230	バターピーナッツ	98
しいたけ(乾)	240	落花生	76
パセリ	220	甘栗	100
枝豆(ゆで)	260	糸引き納豆	120
芽キャベツ	240	スイートコーン	86
キャベツ	78	小麦胚芽	390
アスパラガス	190	アマランサス(玄穀)	130
大根(生)(葉)	140	そば粉(全層粉)	51
葉大根	130	いんげん豆(ゆで)	33
切干し大根	99	小豆(ゆで)	25

文献11)より一部改変

化し,吸収しにくくしてしまう作用があるからです.鉄分吸収に及ぼす影響は食物繊維の種類によって異なります.不溶性食物繊維(セルロース,リグニンなど)は,水溶性食物繊維(ペクチン,アルギン酸など)よりも鉄分との結合が強いため,鉄分吸収を強く阻害します.そのため,特に鉄分の摂取を目的とした食事をする場合,不溶性食物繊維を含む食品を一緒に食べないほうがよいでしょう.

　表6に鉄分を多く含む食品とその含有量を,表7に貧血と関連するそのほかの栄養成分を含む食品とその含有量をそれぞれまとめました.栄養指導の際の参考にしてください(CD-ROM「**鉄分の豊富な食品**」).

表9 B_6・B_{12}・銅を多く含む主な食品と含有量

(100 g 中)

食品名(B_6)	含有量(mg)	食品名(B_{12})	含有量(μg)
抹茶	0.96	干しのり	77.6
緑茶	0.69	味付けのり	58.1
干しのり	0.61	焼きのり	57.6
焼きのり	0.59	シジミ	62.4
味付けのり	0.51	アカガイ	59.2
ニワトリ(ささ身)	0.60	アサリ	52.4
ミナミマグロ(赤身)	1.08	スジコ	53.9
カツオ(生)	0.76	イクラ	47.3
丸干しいわし	0.68	煮干し	41.3
塩さけ	0.58	いわし干し	24.7
サンマ	0.51	削り節	21.9
メカジキ	0.32	かつお節	14.8
ニンニク	1.50	カツオ(生)	8.4
バナナ(乾燥)	1.04	食品名(銅)	(mg)
バナナ	0.38	ほたるいかのくん製	12.00
赤ピーマン	0.37	干しえび	5.17
黄ピーマン	0.26	桜えび(素干し)	3.34
ナズナ葉	0.32	桜えび(煮干し)	2.61
かいわれ大根	0.23	いりごま	1.68
葉大根	0.22	イクラ	0.76
タラノ芽	0.22	スジコ	0.73
ブロッコリー	0.27	煎茶	1.30
芽キャベツ	0.27	玉露	0.84
落花生	0.46	抹茶	0.60
		でんぶ(マダラ)	0.44
		味付けフレーク(マグロ)	0.12
		シジミ(生)	0.42
		アサリ佃煮	0.18

文献11)より一部改変

Q 鉄剤はどのように使用するの？

鉄分を十分に補給するためには，必要に応じて鉄剤を内服しないと貧血を改善できないことがあります。

鉄欠乏性貧血をきたした場合は，鉄分の補給は食事のみでは不可能で，鉄剤の投与が必要となります。

鉄剤を使用する場合

鉄剤の投与は通常，経口で行なわれますが，胃腸障害が強く経口投与が不可能な場合や貧血症の改善を急ぐ場合には静脈注射となることもあります。

内服の注意

鉄剤を内服する時の注意として，①投与された鉄剤はすべてが吸収されるわけではなく，一部は体外に排泄されるため，鉄剤服用後は便が黒くなること，②便秘や下痢，胸やけや食欲不振が起こることがある，ということを伝えておくことが大切です。また，鉄剤投与を行なうケースでも，それとあわせて栄養指導をすることが重要な意味をもちます。

たとえば，薬を飲む約1時間前後は，鉄分吸収が阻害されることがあるために濃いお茶を飲まないようにすることや，貧血は薬などで回復しても，その後注意しなければ，再び鉄分欠乏に陥る危険性があることなどをしっかりと説明し，食事による継続的な鉄分摂取が必要であることを伝えておくことが必要です。また，継続して鉄剤の服薬や食事による鉄分摂取が行なえるように目標を定め，妊

産婦を支えていける環境を整えることも大切です。

　鉄剤投与は，貧血が改善されても貯蔵鉄の充足のためにさらに4〜6週間継続されます。通常は，100 mg/日で，2〜3か月で貧血は改善されるといわれていますが，この間に副作用として，悪心や食欲不振，下痢，便秘などの消化器症状があらわれることがあるほか，じん麻疹，そう痒感などの過敏症状があらわれることがあります。この場合，投与は中止します。

鉄剤の静脈注射

　胃腸障害が強くて鉄剤を経口投与できない時，手術などで急速に鉄分の補給を行なう必要がある時に限り，鉄剤の静脈注射をすることがあります。

　投与量の決め方には，中尾の式（→ひとくちメモ）のような方法がありますが，静脈注射の時は，身体の鉄分の量は，3〜5gでこれを超えて投与すると，鉄過剰症（鉄分の過剰な投与は，肝機能障害をもたらす）が起こる危険性があるため注意が必要です。また，投与速度が速すぎると，副作用として顔面紅潮，心悸亢進が生じることがあります。そのほかの副作用としては，耳鳴り，悪心・嘔吐，ショック症状を起こすこともあるため，投与中はこれらの症状がないかを十分に観察しなければなりません。また，注射液が血管外に漏出すると，漏出部位の周辺に色素沈着を生じる可能性があります。

表10　鉄分の注射剤

	薬品名（商品名）	用法・用量
注射剤	含糖酸化鉄（フェジン）	1日40〜120 mgを2分以上かけて徐々に静注
	コンドロイチン硫酸・鉄コロイド（ブルタール）	1日20〜40 mgを2分以上かけて徐々に静注

文献16）より一部改変

ひとくちメモ

［鉄剤総投与量の算出方法］
鉄剤の投与量(mg) = {(16−Hb値)×2.7+17}×患者体重

参考・引用文献

1) 寺田秀夫：貧血を見逃さないために．からだの科学，222：31-34，2002．
2) 貝原学：妊婦の貧血．産婦人科治療，80（増刊）：466-470，2000．
3) American Medical Association Committee on Iron Deficiency: Iron deficiency in the United States. JAMA, 203：407-412, 1968.
4) 松枝睦美他：妊娠・産褥期における栄養指導の実際．12(3)：140，2000．
5) 奈良信雄他：検査値にもとづく栄養指導とその評価．臨床栄養，97(4)臨時増刊号：560-564，2000．
6) 坂元正一他監：「改訂版」プリンシプル産科婦人科学2．メジカルビュー社，429，1998．
7) 川口理美，若田部陽子，早川有子，大谷美和子：看護学生の食生活に関する調査．24：39-44，1997．
8) 犬飼玉味他：妊婦に望ましい貧血指導のあり方とは ── 血中ヘモグロビン濃度および血清鉄濃度と出生時体重の関係から．母性衛生，38(1)：62-67，1997．
9) 高久史麿：貧血—その診断と治療．産婦人科治療，44(5)：593，1982．
10) 貝原学：妊婦中のスクリーニング ── 貧血．周産期医学，19(5)：601-606，1989．
11) 香川芳子監修：五訂食品成分表，女子栄養大学出版部，2005．
12) 香川明夫：文部科学省（七訂）食品標準成分表，女子栄養大学出版会，2018．
13) 豊瀬恵美子，松浦賢長：妊婦におけるCa摂取および貧血に対する意識の有無と摂取頻度・食嗜好度との関係．母性衛生，37(1)：64-70，1996．
14) Moore CV: Iron Nutrition and Requirements, Series Haematologica, 6：1-14, 1965.
15) 近藤厚生：葉酸は神経管閉鎖障害を防止する　妊婦の認知度と葉酸摂取量．母性衛生，45(3)：143，2004．
16) 神谷晃・松岡加津子：貧血治療薬と患者への説明，薬局，53（増刊号）：833-851，2002．
17) WHO: WHO technical report series. 405, WHO, 1968.
18) 江端みどり：鉄欠乏性貧血．臨床栄養，92(6)増刊号：769-770，1998．
19) 五十嵐峻夫，若麻績佳樹：貧血．周産期医学，30増刊号：24-29，2000．
20) 鈴木正彦：妊婦の血液動態．周産期医学，26：1384-1354，1996．
21) 浦部晶夫：貧血．からだの科学，222：22-25，2002．
22) 三浦理代：貧血を防ぐ食生活．からだの科学，222：73-75，2002．
23) 栄養情報研究会：第6次改定日本人の栄養所要量．第一出版，2003．
24) 長谷川節雄：女性内科疾患，外来プライマリ・ケア，貧血，71(11):1713-1717，2004．

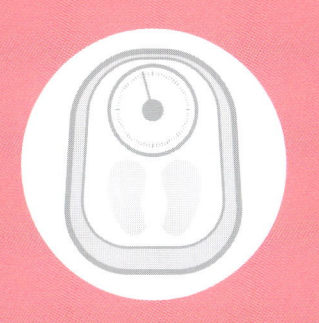

第4章

体重管理のトラブルを解決しよう

体重管理　Caring Caring Caring Caring Caring Caring Caring Caring

Q 「肥満」はなぜ問題なの？

　この章のテーマは「体重管理（肥満とやせ）」です。妊婦はつわりの時期がすぎると妊娠前の食欲に戻るため，妊娠中・後期にかけて必要以上に食物を摂取してしまう傾向があります。一方で，つわりが長引いたりすると，正常経過による体重増加にはいたらず，逆にやせてしまう妊婦もいます。では妊娠中・産後の体重管理はどのようにすればよいのでしょうか。

「肥満」とは

　人体を構成する組成分は，大きく脂肪組織と除脂肪組織に区分することができます。

　肥満とは，身体に脂肪組織が過剰に蓄積した状態と定義されています。単に体重が多いことではありません。体重に占める脂肪量の割合である体脂肪率が重要なのです。

　肥満症とは，肥満に起因または関連する健康障害を合併するか，または，その合併症（高インスリン血症，高血圧など）が予測され，医学的見地から肥満の是正が必要とされる病態をいいます。いわゆる「肥満」とは区別しています。

　肥満症の診断は，1930年代から体格判定のため，BMI (body mass index) が用いられています。これは体重(kg)÷身長(m)^2 で示され，従来はBMI 26.4 (BMI 22＋20%) 以上を肥満としていました。しかし，WHOや米国NIH (National Institutes of Health) がBMI 25以上を肥満としたことから，わが国でもBMI 25以上を肥満とすることが提言されました（日本肥満学会，1997

年)。その結果，1999年肥満学会で判定基準ができ，非妊娠時，妊娠初期は，BMIの18〜24が標準，18以下がやせ，25以上が肥満となりました。

　日本母性保護医協会の指針では，非妊娠時の体重が75〜80 kgを超えていると，その妊婦はハイリスクであるとしています。

妊婦の肥満の原因

　妊婦の肥満の原因にはまず，胎児に栄養をあげなくてはと過食になることによる摂取エネルギーの増加が考えられます。食事が関与して，余分なエネルギーが中性脂肪に変えられて脂肪組織に異常に蓄えられ発症する単純性肥満が多いのが特徴です。つわりで気分がすぐれない，妊娠したことで運動を制限するなどによる消費エネルギーの減少も一因です。また，切迫流早産などで安静が必要な人の場合，運動不足から肥満に至ることもあります。

肥満がもたらす弊害

①高血圧，高脂血症，糖尿病を合併しやすい

　肥満は，非妊娠時に高血圧や高脂血症，糖尿病といった疾患がない場合でも，妊娠によって妊娠糖尿病や妊娠高血圧症候群(妊娠中毒症→ひとくちメモ)を併発しやすくします。高脂血症とは血中脂質(コレステロール，トリグリセリドなど)が増加する症状のことをいい，放置しておくと動脈硬化が進み，心筋梗塞や脳梗塞などに陥りやすくなります。

②静脈血栓症や静脈瘤が起こりやすい

　静脈瘤とは，圧迫，閉鎖などが原因で静脈に血流障害が生じ，静脈の内腔が異常に拡張し，限局的に囊状ができる状態のことをいいます(図1)。妊娠時は下肢，外陰部，腟壁などにできやすくなります。

　静脈血栓症とは，血栓(血の固まり)が静脈を閉塞し，局所の浮腫，うっ血症状を生じさせます。この血栓が血流にのって肺に到達し，肺の血管が詰まる肺塞栓症が起こることもあり，時には肺梗塞症など致命的な結果をもたらしかねない危

体重管理

図1　妊娠33週の妊婦の下肢に現われた静脈瘤

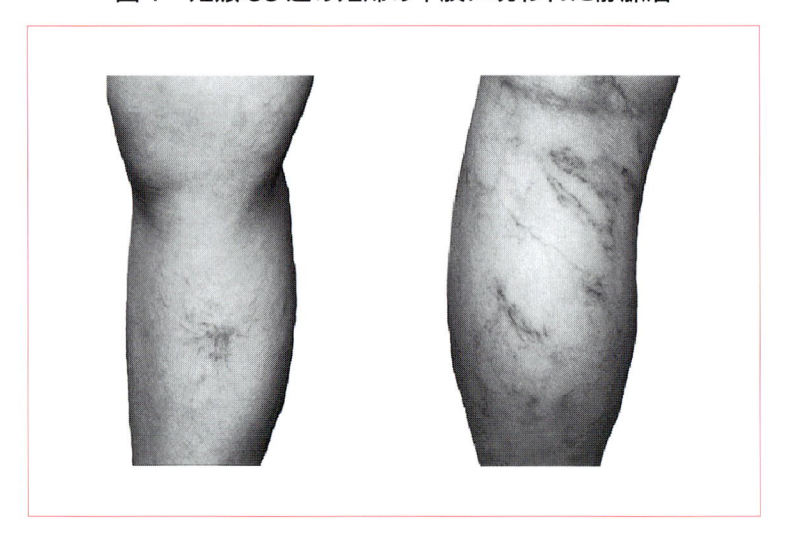

険性があります。

③分娩異常，遷延分娩をきたしやすい

　母親の体重増加に比例して，胎児も大きく育つ可能性が高いため，帝王切開や異常出血（軟産道裂傷と弛緩出血）などの分娩異常になりやすく，また産道が余分な脂肪で狭くなってしまうため，遷延分娩などをきたすことが多くなります。

> **ひとくちメモ**
>
> ［妊娠高血圧症候群］
> 　妊娠中毒症は妊娠高血圧症候群と名称を改められました。その定義は，妊娠20週以降，分娩後12週までに高血圧がみられる場合，または高血圧にたんぱく尿を伴う場合のいずれかで，かつこれらの兆候が偶発合併症によらないものをいいます。

④新生児にも影響が生じる

　先に述べたとおり，母親の体重が増えればそれに比例して胎児も大きくなりやすくなります。こうした結果，胎位胎勢異常・胎児仮死などのリスクも増大し，分娩時に障害を残す可能性も増してしまいます。また，低血糖や痙攣などの新生児異常の頻度も高くなります。肩甲難産，妊娠高血圧症候群の合併などによる新生児仮死も心配されます。

　肥満妊婦より出生した児には，肥満やインスリン非依存性糖尿病が多くなります。

⑤産後に肥満を残しやすい

　妊娠中に増加した体重は，産後，およそ6か月でもとに戻るといわれていますが，妊娠中の肥満は産後に肥満を残すことになります。そして，産後に肥満が残ってしまうと，性ステロイドホルモンの代謝異常などを呈し，ホルモン分泌のバランスが崩れて排卵を阻害するホルモンが過剰に分泌されるなどの弊害をきたすことがあります。

　そのため，肥満は月経異常や無排卵などの不妊症の原因にもなりかねないのです。はじめての赤ちゃんは何とか生めたが，2人目がなかなかできないという続発性不妊症のケースも増えているといわれています。

⑥肥満は合併症，生活習慣病の引き金に

　脚・腰の余分な重量増加による腰痛，下肢のむくみ，脚の痛みなど種々の合併症が起こってきます。また，中高年になって糖尿病や高血圧などの生活習慣病を誘発するおそれもあります。

Q 「肥満」の予防とケアの方法は？

生活習慣を整える

朝・昼・夕と規則正しく食べる

「男女とも食事回数が少ないほど肥満の程度が増加していた」「朝食を欠食しているほど皮下脂肪の値が高かった」[1]との報告もあり，誤った食事管理をしていないかを確認する必要があります。

家事，買い物，散歩を日課に取り入れる

エネルギーを積極的に消費し，新陳代謝を活発にすることで消費エネルギーを増やし，身体に過剰に蓄積した皮下脂肪を減らすことは，肥満解消の最も堅実な方法といえます。日常生活の中でも，家事や買い物，散歩などを上手に取り入れていくと身体に過度な負担をかけることなく，肥満の予防や解消につなげていくことができます。

体重管理をする

定期健康診査を受ける

妊娠早期から体重管理をすることで，その後に起こる妊娠・分娩・産褥・新生児期の異常を防ぐことができます。一方で，発見が遅いとそれだけ症状も重症化することになりかねません。したがって，規則的にきていた月経が閉止し，つわり症状が出てきたらなるべく早く受診することが大切です。

正常経過の場合，妊娠の診断を受けた日から23週までは1回/4週間，24週から35週までは1回/2週間，36週以降分娩までは1回/1週間の健康診断を受けるように促し，健康診査において，妊婦自身が「肥満」に対して主体的に問題意識をもてるように働きかけていくようにしましょう。

　一方通行的な情報提供は，実行が伴わずあまり効果的ではないため，妊婦自身が「肥満」への意識を高められるようなかかわり方が重要といえます。

妊婦自身が体重管理をする

①毎日体重を測定し記録する（健康管理日記）

　目標体重を知り毎日体重測定し記録することで，妊婦自身が体重についての自己管理ができるようになります。また，このような健康管理日記は医療者と一緒に考えていく資料ともなります。

　具体的には，**図2**のように，(1)体重をグラフ化し日記にする（起床時，就寝前の2回体重を測定する），(2)体重が増えた時は，それがどうしてなのか簡単なメモをわかる範囲で記録する。次回の健診時にそれを持参してもらって日記をみながら食行動，食事内容，食事時間などを一緒に考える，(3)日記には妊婦と一緒に決めた目標を書き，2～4週間ごとの記録が一覧表でわかるようにする（**CD-ROM「妊娠中の健康管理日記　4週間分（記入用紙）」**），(4)最終目標体重（長期目標）と短期目標体重を決める，などについて話し合っていくとよいでしょう。

②適度な運動

　肥満は胎児が巨大児になりやすく，分娩異常や遷延分娩などを起こすことが多いため，活動量を増やすことによって解消を図ります。散歩，妊婦体操，水泳など，短時間で簡単に行なえる運動で，無理なく日常生活の活動量を増やします。そうすることによって，身体に過剰に蓄積した脂肪組織を減らし，妊娠・分娩・産褥・新生児期に起こる合併症を防ぐことができるのです。

③運動しやすい工夫をする

　散歩などを義務づけると苦痛になるので，できるだけ歩いて買い物に行くな

図2　妊娠中の健康管理日記

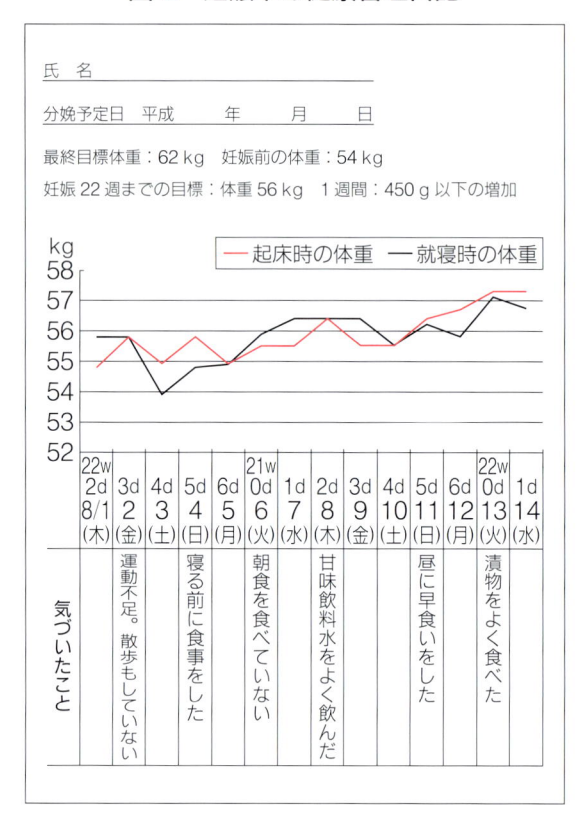

氏　名	
分娩予定日　平成　　年　　月　　日	

最終目標体重：62 kg　妊娠前の体重：54 kg
妊娠22週までの目標：体重56 kg　1週間：450 g以下の増加

（体重推移グラフ：起床時の体重と就寝時の体重を、8/1（木）22w2dから8/14（水）1d（22w0d 8/13まで）にわたり記録）

日付	気づいたこと
22w2d 8/1（木）	
3d 8/2（金）	運動不足。散歩もしていない
4d 8/3（土）	
5d 8/4（日）	寝る前に食事をした
6d 8/5（月）	
21w0d 8/6（火）	朝食を食べていない
1d 8/7（水）	
2d 8/8（木）	甘味飲料水をよく飲んだ
3d 8/9（金）	
4d 8/10（土）	
5d 8/11（日）	昼に早食いをした
6d 8/12（月）	
22w0d 8/13（火）	漬物をよく食べた
1d 8/14（水）	

ど，少なくとも1日30分以上の運動がしやすいような助言を心がけるとよいでしょう。

　図3は，妊婦が底幅の広い高さ3 cmの靴とハイヒールをはいたものを比較したものです。ハイヒールをはいた場合，身体の中心が前に傾いていることがわかります。高い靴をはき，買い物や散歩などに行くと，転倒などの危険が増えてしまいます。一方，かかとの低い靴をはいた場合は，身体の重心が後ろのほうにかかり，姿勢が安定しています。

　したがって，買い物や散歩などに出かけるときは，はきなれたかかとの低い靴で歩くこと。また，散歩のあとは十分に休息をとり，疲労を残さないことが大切といえます。脊柱をまっすぐにした姿勢を保って歩くように指導することもポイントです。

図3　靴による姿勢の違い

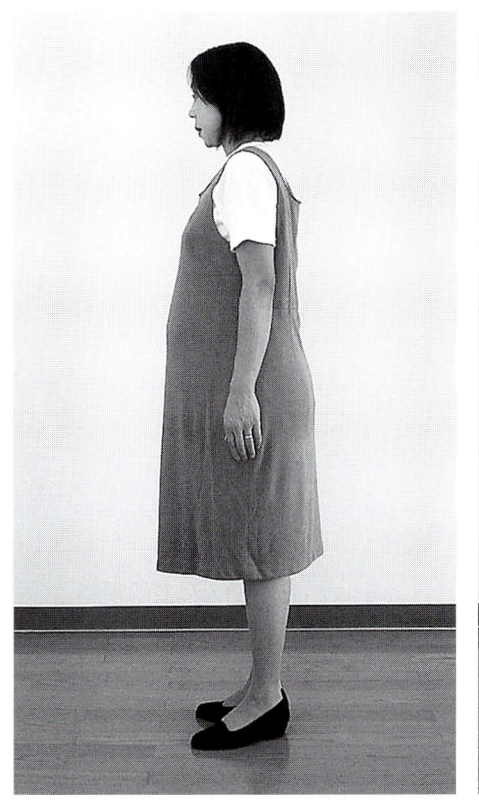

かかとの低い靴をはいた場合 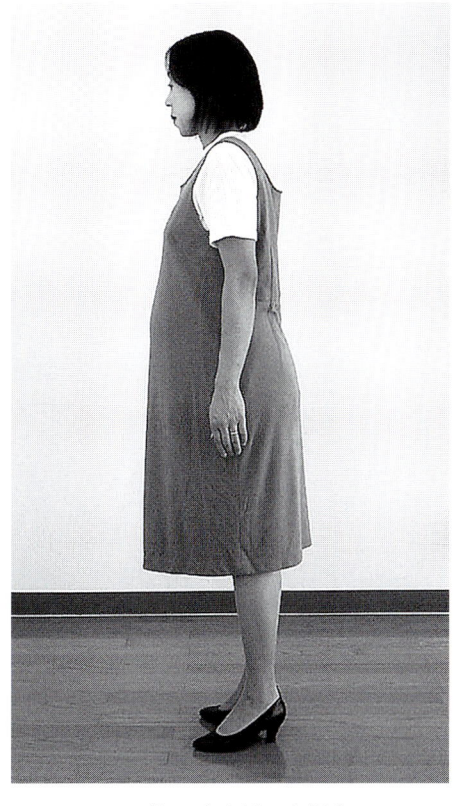　　　　　　　ハイヒールをはいた場合

　かかとの低い靴は，お腹がせりだしているのでかかとの面が広く3cmくらいの高さ，滑り止めがついていて，着地時の衝撃を吸収するクッション性と通気性に優れたものがおすすめです。靴は足が大きくなっている夕方に，実際にはいて歩いてみて選ぶのがよいといわれています(CD-ROM「妊婦の靴の選び方」)。妊娠中は関節への負担も大きくなるため，靴選びも慎重にしたいところです。

④あぐらを組む運動を実施する
　あぐらを組むこと(図4)には股関節の内転筋，骨盤底筋群の弛緩効果，骨盤の出口を横に広げておくことで，児の下降を助けます。また，子宮重量の増大によ

図4 あぐらを組む運動

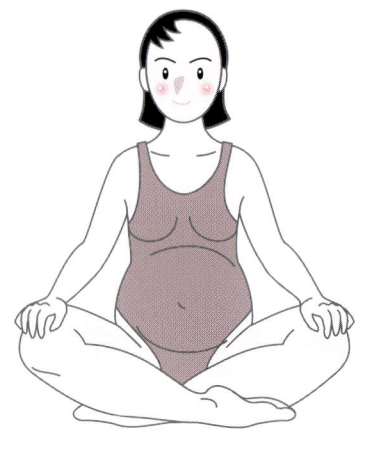

上半身をまっすぐに伸ばして，両手は軽く膝において，余裕があれば，膝を床につけるようにする。

　る腰痛を予防するなどの効果がありますが，無理をしないで徐々に関節の曲げ伸ばしをします。
　妊娠に伴って起こるホルモンの作用で，関節が柔らかくなっているため，股関節は妊娠前に比べて開きやすくなっています。しかし，妊娠したことで関節にかかる負担は大きくなっているため，無理をしないように上半身をまっすぐに伸ばし，床にあぐらをかいて座ります。両手は軽く膝におき，余裕が出てきたら膝を床につけるようにすると，さらに効果があります（CD-ROM「あぐらを組む運動」）。

⑤過度の運動は危険
　日頃から運動をあまりしていない妊婦が急に激しい運動をすると，切迫流早産などを誘発してしまう可能性があるので，慎重に運動を取り入れていくことが必要です。妊娠前から続けていて，身体が十分に慣れているスポーツは，適度に行なう限り問題はありません。

表1 BMI値と体重増加の参考基準

BMI値	体重増加
BMI 19〜21	10 kg
BMI 22〜24	9 kg 以下
BMI 25〜27	8 kg 以下
BMI 28〜30	5〜6 kg
BMI 30 以上	栄養士の指導を受ける

食習慣を再検討する

摂取カロリーは総合的に判断

　適正な摂取カロリーは，性別，年齢，体重，生活活動量などを総合的に判断して，妊婦と一緒に決定していくことが望まれます。体重はできるだけ標準値に近いことが理想的です。

　余剰のエネルギーは，最もエネルギー効率のよい脂肪（白色脂肪組織）に変換され，体内に蓄積されます。

非妊娠時の体格を参考にする

　保健指導をする時は，非妊娠時の体格別（標準・肥満・やせ）に考えることが大切になります。また，妊娠前の肥満の解消が，HFD (heavy-for-dates)児（妊娠週数に比較し大きい児）の発症予防につながることから，女性は妊娠することを考えて若年時から食生活に気を遣い，妊娠前の体重を標準体重に保っておくことが大切だと伝えていくことも必要でしょう。

　妊娠中の体重増加については，研究者によって意見がさまざまですが，妊婦との話し合いの中（保健指導）で，妊娠15〜16週で目標体重を設定し，母子手帳に記録したり，BMIについても母子手帳に記録し体重管理をするとよいでしょう。そして，もともとやせの人の場合は，むしろ体重を増やすように指導（10 kg程度）し，肥満気味の人には，**表1**のような基準を設定して体重指導を行なうとよいでしょう。

体重管理

ただし，最近では，誤った体重指導（妊娠前の体重を考慮しない体重制限）による子宮内胎児発育不全も問題になってきているため，常に新しい情報に関心を払い，また，妊産婦との意見交換も欠かさないことが大切です（117ページ「成人病胎児期発症説」を参照）。

妊娠初期のつわりが落ち着いた頃，目標体重を妊婦と相談のうえで決めていきます。その際，本人の意思を尊重し，積極的に自己管理できるように無理のない設定をすることが重要です。極端な目標設定をすることは，体重管理への意欲を失うだけでなく，極端な減量による合併症を引き起こす危険性もあります。

最終目標体重を見直す

妊娠28～32週の，特に妊娠高血圧症候群を合併しやすい時期に，再度最終目標体重の見直しをしてみることをおすすめします。体重オーバーや逆に体重が少ない場合は，妊婦と一緒に原因を考え，食生活についてもう一度話し合ってみることがよいでしょう。

その際，「○○は～だからだめ」といった否定的な指導ではなく，「～も食べられますよ」「～という考え方もありますよ」といった指導をすると，妊婦の前向きな姿勢を支えることができます。

表2　成人女性（20歳台）の各栄養素と充足率

栄養素	標準値	平均値	充足率(%)
エネルギー(kcal)	2000	1744.5	87.2
蛋白質(g)	60	58.8	98.0
脂質(g)	50～70	58.3	99.9
カルシウム(mg)	600	481.3	80.3
鉄(mg)	12	8.4	70.0
ビタミンA(IU)	1800	2198.5	122.1
ビタミンB$_1$(mg)	0.8	0.89	111.3
ビタミンB$_2$(mg)	1.1	1.18	107.3
ビタミンC(mg)	50	134.5	269.0
塩分(g)	10	9.7	97.0

文献2）より

妊娠中期以降の体重増加

妊娠中期以降，450g/週以上の体重増加は，妊娠高血圧症候群，妊娠糖尿病，静脈血栓症，静脈瘤，分娩異常，胎児仮死などを合併する危険があります。このような徴候がある場合は，以下の点をもう一度，妊婦と再検討してみることが必要です。

1）1日3食，ゆっくり噛んで食べているか（早食いは満腹感が得られず太るもと。味わいながら時間をかけ規則正しく食べることが大切です）。
2）野菜や海草がたっぷりとれているか。
3）主食の量はどうか。
4）甘いもの，お菓子やジュースなどの摂取はどうか。
5）寝る2時間前は，食べないようにしているか。脂肪・塩分を控えめにしているか。
6）鉄分，カルシウム，亜鉛(Zn)，葉酸は意識してとっているか。

表3は，西村らが行なった237名の妊婦の各栄養素の摂取の平均値と充足率です。結果をみると，カルシウム，鉄分，亜鉛の充足率がそれぞれ81.4％，53.5％，79.1％となっており，摂取量が不足していることがわかります。したがって，カルシウム，鉄分，亜鉛を意識してとるよう伝えましょう。

食生活と食習慣の確認

食に対する指導がなかなかうまくいかないケースでは，実は当人が「何が問題なのか」ということに気づいていないこともあります。そのような場合には，一緒に考えることで妊婦自身の食生活の改善（自覚を促す）につなげていきます。そのためには，指導する側も新しい情報を収集・蓄積して勉強することが必要です。

食生活に関する問題はさまざまありますが，特に生殖年齢に達している女性の朝食抜きの習慣は重大な問題として注目されています。また，食事時間が不規則である，食べ物をよく噛まない，まとめ食いをする，欠食することがある，偏食がある，お腹がいっぱいでも食べる，果物の摂取量が多い，食べ物でストレスを発散している，外食が多い，間食をする，夜食を食べる，甘味飲料水をよく飲

表3　妊婦の栄養摂取量　(第6次改定より　生活強度Ⅲ) N＝237

栄養素	栄養摂取基準量 (妊娠中の増加量)	摂取量	充足率(%)
エネルギー(kcal)	1800　(350)	2197.5	92
蛋白質(g)	55　(10)	93.3	144
カルシウム(mg)	600　(300)	732.5	81.4
鉄分(mg)	12　(8)	10.7	53.5
亜鉛(mg)	9　(3)	8.7	79.1
ビタミンA(IU)	1800　(200)	2941.1	147
ビタミンD(μg)	100　(200)	114.2	38.1
ビタミンE(mg)	8　(2)	8.9	80.9
ビタミンB_1(mg)	0.8(0.1)	1.08	120
ビタミンB_2(mg)	1　(0.2)	1.58	132
ナイアシン(mg)	13　(2)	17.0	113
ビタミンB_6(mg)	1.2(0.5)	1.4	82.4
ビタミンB_{12}(μg)	2.4(0.2)	9.4	362
ビタミンC(mg)	100　(10)	108	98.1

文献2)より

む，塩分・脂質・濃い味を好む……など，食習慣に何か問題を抱えていないかを妊婦とともに考えます。

　糖質を過剰に摂取すると，中性脂肪に変わって脂肪組織として蓄えられることなども説明するとよいでしょう。

環境や生活様式も考慮する

　家族構成，家族の生活スタイル，仕事の有無などを考慮した指導を行なっていくことも求められます。妊婦には妊婦がおかれた環境や生活スタイルがあるため，これを無視して指導を行なえば，どうしても一方通行的な情報伝達になってしまい，実効性も薄くなってしまいます。常に，環境や生活様式(家族構成，家族の生活スタイル，仕事の有無など)を考慮に入れた食生活の指導を心がけ，実行可能な範囲を一緒に考えてみましょう。

　特に，食習慣や環境についての指導をしていく際には，妊婦が自分自身の問題として，自発的に体重コントロールなどに取り組めているかが重要です。自分の

ことに，自分で気づくようなかかわりができてはじめて実効性が伴うということを，常に念頭においておきたいところです。

🧴 食材選びや調理の仕方で工夫をする

　　季節にあった旬の野菜，魚などをふんだんに取り入れて煮物，焼き物，蒸し物といった油を使わない調理法で仕上げると，栄養がしっかりと取れて，かつカロリーを抑えることができます。見た目にボリューム感があり，低カロリーとなるように調理し，食に対して，満足感を得られるように工夫することが大切です。

　　主食は，ご飯，パン，麺類，いも類など糖質の多い食品は控えめにし，主菜では，肉類，魚介類，卵類，大豆・大豆製品をバランスよく食べます。副菜は，緑黄色野菜，海草，きのこ，コンニャクなどを多くとるようにします。また，ジュース，炭酸飲料は砂糖の含有量が多いので，できるだけ控えるように伝えます。

🧴 抗酸化食品を十分にとる

　　不飽和脂肪酸の酸化を防ぐため，カロテン，ビタミンC，ビタミンE，ポリフェノール(茶・コーヒー・ココア・野菜・果物)などを含む抗酸化食品が不足しないように摂取することも大切です。

　　「酸化」とは，物質が酸素と結合することを指しますが，その過程で活性酸素(活性酸素は身体に対して毒になる)をつくってしまうことが問題です。特に不飽和脂肪酸の酸敗油は有毒です。そのため，食事からビタミンCやEを多く含む抗酸化食品を摂取する必要があります。

🧴 ミネラルの摂取を多くする

　　果物・野菜・いも類に多く含まれているカリウムは，ナトリウムの排泄を促します。また，カルシウムは牛乳・乳製品・小魚・大豆製品に多く含まれています。カルシウムの吸収は，リンとの比率がカルシウム：リン＝1：1程度がよいといわれています。肉や加工品に含まれるリンが過剰にならないように，注意する必要があるといえます。

Q 「やせ」は母体にどう影響するの？

「やせ」が母体にもたらす弊害

　やせ（BMI 18以下）の妊婦は，低出生体重，死産，早産，新生児仮死など，主に胎児に対する悪影響が心配されます。

　また，妊娠前であっても体重の著しい減少は月経異常を起こし，将来的に母性機能に影響を及ぼす危険性もあります。極端なケースでは，卵巣が排卵を停止してしまって無排卵になってしまうこともあるため注意が必要です。

　日本産科婦人科学会生殖・内分泌委員会によると，18歳以下の続発性無月経で最も多い原因として減食（43.6％）をあげています（**表4**）。そして，思春期の肥満ややせが原因で発症した月経異常が，その後の妊娠の可能性を低下させたり，骨粗しょう症の発症に重大な影響を与えることを報告しています。

表4　18歳以下の続発性無月経の病因（誘因）

病因（誘因）と考えられるもの	例数（％）
減食	131（43.6）
過食	19（ 6.3）
環境などの変化	32（10.7）
過度のスポーツ	21（ 7.0）
代謝内分泌疾患	8（ 2.7）
その他	18（ 6.0）
不明	71（23.7）

文献3）より

低栄養状態の母体が胎児に与える影響

生活習慣病の原因は生活習慣ではない⁉

　最近，妊娠中の母親の栄養が悪いと，成人病の発症リスクを飛躍的に増加させることが報告されています。

　英国の心臓病研究では世界的に著名なサウサンプトン大学医学部のハンソン医師が，厚生科学研究班の招きで来日し，2005年1月12日，「成人病胎児期発症説を考える」というテーマで講演しました。

　この「成人病胎児期発症説」とは，妊娠中の母体の低栄養が胎児の代謝動態に不可逆性の（遺伝子発現機構）変化を起こし，良好な栄養状態にあった児に比べ成人病（高血圧，高脂血症，動脈硬化，糖尿病，骨粗しょう症，認知能の低下など）の発症リスクを飛躍的に増加させるという説です。

　今まで，成人病は生活習慣が原因と考えられていましたが，子宮の環境が悪いと，子宮内での細胞分裂においても遺伝子構造の変化を引き起こし，出生後どのような生活習慣を心がけても成人病発症リスクは高くなる。すなわち，成人病は成人後の生活習慣が主な原因ではなく，むしろ胎児期に原因があるということです。

　日本では，まだ「小さく生んで大きく育てる」ことこそ望ましいと認知され，その結果，出生児の体重は減少し続け，低出生体重児の出生率は，2004年には9.6％まで達しています。低出生体重児は成熟児に比べると，出生後に急激な体重増加を起こすことが知られています。このことが，小児成人病をもたらし，また，体力の急激な低下などを引き起こし，次世代の健康度が急激に低下する要因にもなっています。妊娠中の母体低栄養の犠牲者は，罪なき胎児であるといえるでしょう。

　これらのことから，医療者は妊娠中の母親の栄養管理（体重管理）に積極的にかかわり，成人病の発症を予防することに力を入れなければならないことがわかります。

参考・引用文献

1) 田中俊一：超低カロリー食療法（VLCD）概論（適応と禁忌，具体的実施法とそれに伴う合併症）．日本臨床別冊「肥満症」，53（増刊号）：495-498，1995．
2) 西村正子：妊婦の栄養摂取量と食生活の意識調査．母性衛生，45（2）：253-259，2004．
3) 生殖・内分泌委員会報告（委員長：中村幸雄），思春期における続発無月経の病態と治療に関する小委員会（平成9年～10年度検討結果報告）：18歳以下の続発性無月経に関するアンケート調査；第1度無月経と第2度無月経の比較を中心として．日産婦誌，51：755-761，1999．
4) 健康・栄養情報研究会編：第6次改定日本人の栄養所要量食事摂取基準の活用．第1出版．
5) 厚生統計協会：厚生の指標．国民衛生の動向，臨時増刊，47（9）：47，2000．
　　厚生統計協会：厚生の指標．国民衛生の動向，臨時増刊，48（9）：47，2001．
6) 渡辺博他：肥満妊婦の体重管理．80（3）：281-285，2000．
7) 田中俊一他：肥満の食事療法．綜合臨床，50（12）：3269-3271，2001．
8) 渡辺直行他：肥満・やせと周産期異常．産婦人科治療，80（3）：273-276，2000．
9) 高橋早苗他：肥満をなおす；運動指導．保健の科学，44（6）：431-434，2002．
10) 飯塚貞男：妊婦の栄養と胎児発育，第6次妊産褥婦の栄養所要量をふまえて．周産期医学，31（2）：159-163，2001．
11) 西島正博他：妊婦の体重増加と体重管理のあり方．産婦人科治療，80（3）：291-297，2000．
12) 佐々木大輔：若い女性のやせ願望と妊孕性．周産期医学，32（2）：184-188，2002．
13) 友田昭二：わが病院における肥満・やせ妊婦の管理．産婦人科治療，80（3）：298-303，2000．
14) 高橋和男他：なぜふとるのか？──肥満の本態．保健の科学，44（6）：408-412，2002．

15) 本多洋：周産期の栄養と食生活の問題点．周産期医学，31(2)：153-158，2001．
16) 伊藤昌春，草薙康城：新しい名称・定義・分類．臨床婦人科産科，58(8)：990-993，2004．
17) 今井公俊他：妊婦の体重が妊娠・分娩に及ぼす影響について．産婦人科の実際，53(10)：1511-1519，2004．

第5章

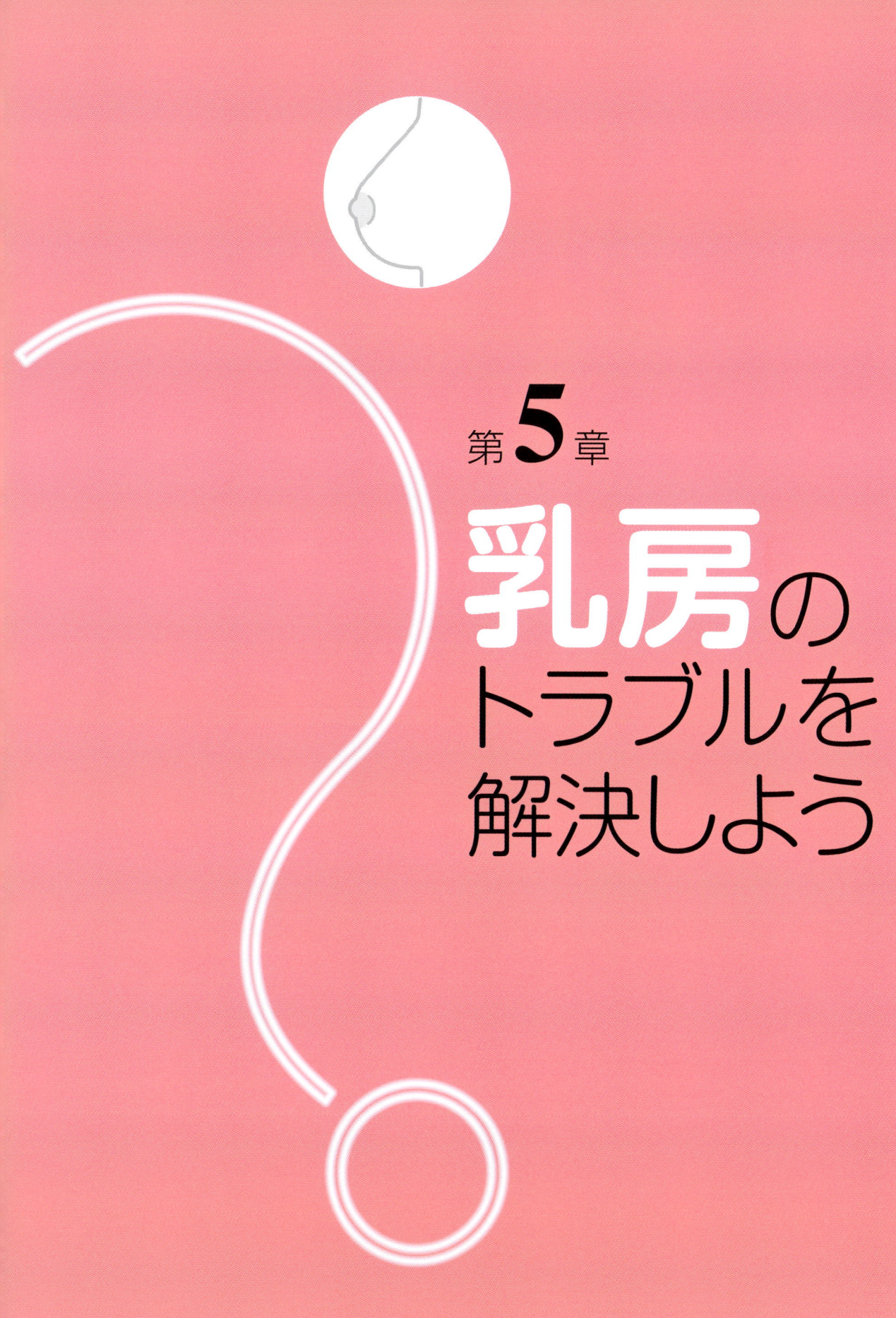

乳房のトラブルを解決しよう

乳房のケア Caring Caring Caring Caring Caring Caring Caring

Q 乳汁分泌の機序って？

「乳房トラブルを起こし母乳育児を断念してしまった」「誤ったケアの結果，乳房のトラブルをかかえてしまった」「乳房ケアの不一致で危機的な状態に陥った」「十分な乳房ケアを受けられないまま退院した」「母乳第一という社会的風潮に悩む」など，母乳育児をめぐる問題はさまざまです。

これらは，医療者側の知識不足が起因していることも少なくありません。また，母乳育児に対する情報が氾濫し，それが混乱の原因となっていることもあります。

そこで，乳房トラブルについて，その原因と予防，母親のニーズを満たすためのケアについて考えてみたいと思います。

まず，乳汁分泌の機序と乳質についてみてみましょう。

乳汁分泌の機序

プロラクチンとオキシトシン

乳汁分泌には，主に2つのホルモンが関与しています。下垂体前葉から分泌されるプロラクチンと，下垂体後葉から分泌されるオキシトシンなどのホルモンです。

妊娠中は，エストロゲン（卵胞ホルモン）が胎盤から血液中に大量に分泌されますが，胎盤が娩出すると，プロラクチンの働きを抑えていたエストロゲンやHPL（ヒト胎盤ラクトーゲン）などが急激に消失します。そのため，プロラクチンは活性化され，乳汁産生が開始されます。

そして，さらに乳頭を吸う刺激が加わると，下垂体から乳汁をつくるために必要なプロラクチンの分泌が高まります。このホルモンは腺房(腺胞)(**図1**)に作用して母乳をつくらせます。このため，2〜3時間ごとに血中のプロラクチン値が上昇し，それに伴って腺房内に乳汁が充満します。すると，腺房が拡張し，間脳がそれに反応します。その結果，下垂体からオキシトシンが分泌されて催乳感覚が起こります。

　この腺房が母乳を産生するためには，プロラクチン濃度が高く保たれる必要があります。この濃度は赤ちゃんが吸綴(きゅうてつ)(乳に吸いつくこと)することで増加します(**図2**)。プロラクチン濃度が高くても吸綴刺激が行なわれないと，母乳の産生

図1　乳房断面図

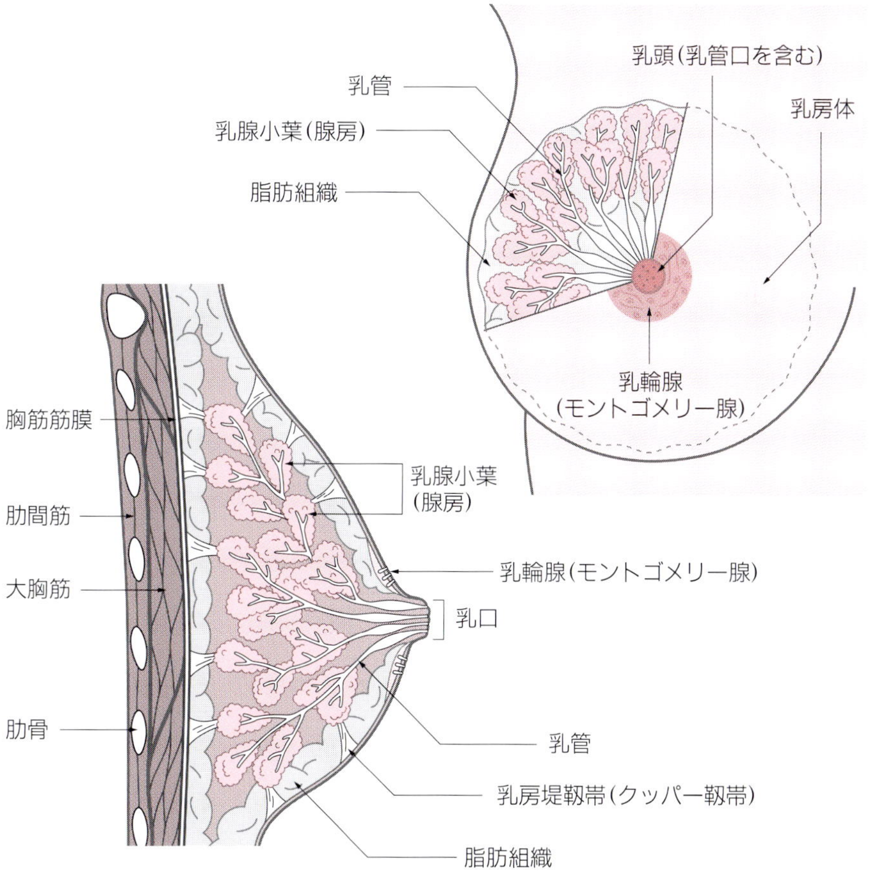

123

が止まってしまいます。

　乳汁分泌を促進するためには，分娩直後から授乳を開始し，頻繁に授乳を続けることが大切なのです。乳児による吸啜刺激がオキシトシンの分泌を促し，そのオキシトシンがさらに腺房の細胞組織を収縮させるために，乳児は乳管から送り出される母乳を飲みます。

　このように，オキシトシンが射乳反射（平滑筋を収縮するために腺房を収縮する）を起こすのです。よって，1～2年間母乳を飲ませて，卒乳（断乳ともいう）の時期に子どもが乳頭を吸わなくなれば，刺激がなくなり自然に乳汁分泌もなくなります。

　催乳感覚のある場合，乳児は最初の数分間で必要量を飲んでいるといわれています。また，授乳中に分泌されるオキシトシンは，子宮の収縮と分娩後の止血を助ける働きもしています。

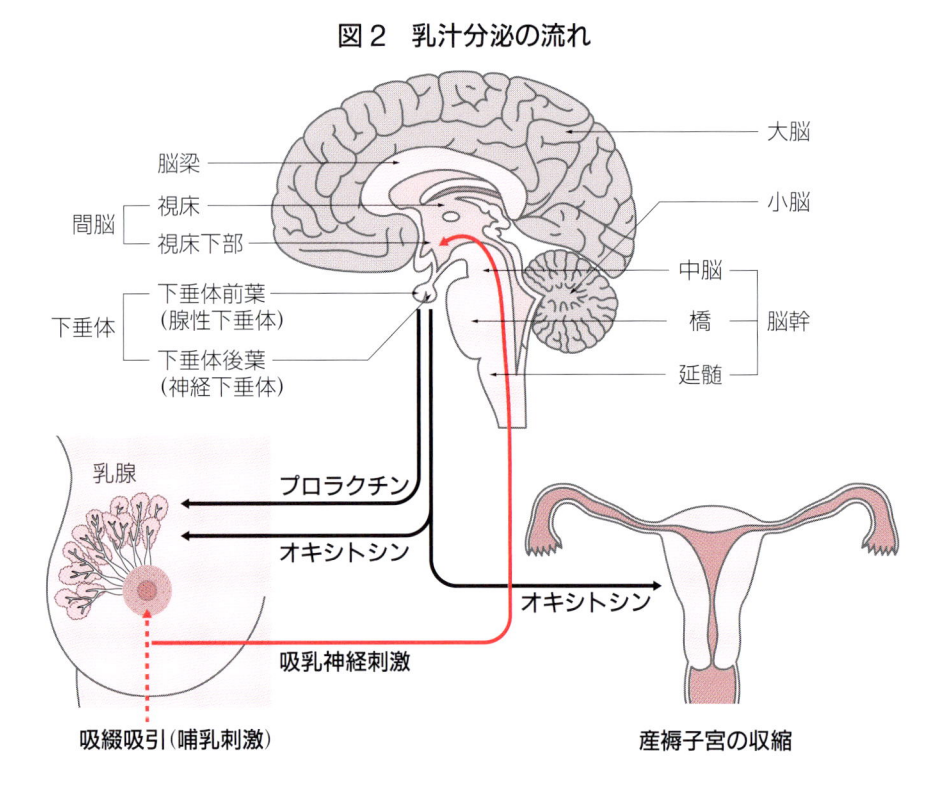

図2　乳汁分泌の流れ

母乳の質

乳質

　乳質については，大きく2つの説があります。桶谷説と根津説です。

　桶谷[1]は乳汁の色・味・におい・混濁度・粘稠度などを総合して，おいしい母乳は，色は青みがかった白色，味は薄い甘味であっさりしていて，混濁や粘稠がないもの。また，おいしくない母乳は，酸味・塩味があってくどい感じがし，温度は冷たく，色は黄色傾向で濁り，粘稠度が増し，分泌量は減少するとしています。

　さらに乳質は，赤ちゃんの発疹，便秘，機嫌，髪の生え方や質，皮膚のつや・張り，目の輝き，飲み方に影響を与え，おいしいと母親の目をみてゴクンゴクンと真剣に飲み，まずいと身体をくねらせたり，引っ張ったり，噛んだりしてぐずりやすいと述べています。

　一方，根津[2]は母乳の質という定義がわからない。母乳の成分は日内変動，また，同一時間内でも変動している。母乳は，見た，または味わっただけでよい母乳・悪い母乳を識別することは無理であるし，たとえ成分分析をしたとしても，一体何をよいとし，何を悪いとするのか，科学性に乏しい理論であると述べています。また，新生児が母乳，ミルクを識別できるのは，味覚だけでなく舌の触覚，臭覚，温度感覚で識別しているものと考えられると述べています。

　筆者らは2つの説をもとに，色・味・混濁の程度・粘稠度の視点などから研究したので述べてみたいと思います（135，157ページ参照）。

母乳の色

　母乳の色について，桶谷[1]は青みがかった白色，黄色味を帯びた白色，濃淡さまざまのオレンジ色，みかんジュースのような色に大別しています。筆者らも実際に母乳をとって比較した結果，そのように区別できました。

　では，母乳はなぜ白く見えるのでしょうか？

　母乳の成分は血液から取り込まれます。そして，血漿（淡黄色）中の大量の脂肪分が他の栄養素とともに乳房内の乳腺で加えられます。母乳の色が白く見えるの

乳房

は，この脂肪分が微細な顆粒状になって乳汁に浮遊するためです（→ひとくちメモ）。

🔹 黄緑色の母乳・血乳

　乳腺炎になると黄緑色の母乳が出るのはなぜでしょうか？

　乳腺炎は，手指による汚染や乳頭亀裂部位などから主に黄色ブドウ球菌や連鎖球菌が，乳腺に進入することによって生じる感染症です。そのため乳房にも感染が起こり，黄色ブドウ球菌が増殖して化膿性の炎症を起こし，乳汁の色（128 ページ表 1 参照）に化膿した膿状のものが混じり，黄緑色を帯びた乳汁が出てくることになります。

✏️ ひとくちメモ

［母乳の理解を深める血漿の知識］

　母乳のことをさらに理解するために，血漿についておさらいをしてみましょう。血漿は，血液から血球を除いた淡黄色の液体成分で水 91％，有機物 8％（たんぱく質，糖質，脂質，老廃物），無機塩類 0.9％（ナトリウム，カリウム，カルシウムなど）からなります。細胞に取り込まれる栄養素や細胞から出された老廃物，また，ガス交換の CO_2 や O_2 の一部も血漿にとけて運ばれてきます。

　血液は血球と血漿からなり，血球は毛細血管を通過することができませんが，血漿の一部は毛細血管を通過することができます（血圧と膠質浸透圧の原理）。

　毛細血管の壁は，1 層の内皮細胞とそれを取り囲む基底膜からなっています。特に有窓型内皮細胞は，一部が非常に薄くなって小孔窓が多数あいています。この孔を通って，血液との間で物質交換が行なわれているのです。

では，血乳が出るのはなぜでしょうか？

血乳（赤い乳汁）は，赤ちゃんの強い吸綴力と乱暴な乳房マッサージにより，毛細血管の弱い部分（乳腺も含まれる）が傷ついて切れたと考えてよいでしょう。無理な吸綴やマッサージなどをやめれば，自然に血液凝固が起こり血乳は止まるので心配ありません。

また，乳腺が未発達の場合，乳汁が出にくいことがあり，そのため，児がさらに吸綴を強めるために，乳腺の未発達部分の毛細血管が傷つくことも考えられます。

母乳の混濁度・粘稠度

桶谷[1]は母乳の混濁の程度や粘稠度を**表1**のように分類しています。混濁の程度は，重湯のようなもの，片栗粉を溶いてしばらく放置した上澄み液のようなもの，片栗粉の水どきの沈殿液のようなもの，また，粘稠度をさらっとしている，どろっとしている，鼻汁，膿状のようなものがあると分類しています。

おいしい母乳とおいしくない母乳

母乳の味について調べた文献がいくつかあります。桶谷[1]は母乳の味は，あっさりとした甘味，甘ったるく，くどい甘味，少ししょっぱく感じる塩味，渋い味，すっぱい味があると述べています。実際になめてみると，たしかにこれらの味がありました。

乳頭亀裂を生じる時の乳児の飲み方を観察すると，哺乳をいやがったり，反屈したり，眠り飲みがみられます。この現象は，その母乳の質が児に合致していなかったので，児は話せないながらも哺乳行動で「おいしくない」母乳であることを母親に気づかせようとサインを送っているのです。

乳児は味・においと温度により，飲みやすい母乳か，飲みにくい母乳か，という判別ができているのだと考えられます。

表1　乳質の桶谷式主観評価

ランク	乳汁の色	味	混濁の程度	粘度
1. 大変よい	青みがかった白色	あっさりした甘味	重湯のようなもの	さらっとしている
2. よい	黄色味を帯びた白色	甘い	片栗粉を溶いたあとの上澄みようのもの	さらっとしているがトロミがある
3. ふつう	黄色	甘味が強い	米のとぎ汁状のもの	トロミがある
4. 悪い	濃淡さまざまなオレンジ色，みかんジュースの色	塩味	片栗粉の沈殿状のもの	どろっとしている
5. 大変悪い	黄と緑と黒色を混合したような膿状の色	酸味＋渋味	膿状のもの	膿状のもの

文献3）より

ひとくちメモ

採取した母乳中（初乳・成乳）にIgAが存在するかを酵素免疫法（ELISA法）で確認した。実験結果，母乳（初乳・成乳それぞれ197検体）中の総IgA測定結果，総IgA量が初乳では14.4～2300(mg/dL)，平均238.4(mg/dL)であった。成乳では3.40～474.0(mg/dL)，平均45.4(mg/dL)であった。総IgA量は，平均では成乳より初乳に5.2倍多く含まれていた。風疹ウイルスIgA抗体価は，初乳では0.50～78.50(U/mL)，平均6.05(U/mL)，成乳では，0.50～32.70(U/mL)，平均2.74(U/mL)であった。風疹抗体価は，平均では成乳より初乳に2.2倍多く含まれていた。

母乳（初乳・成乳）中の総IgA，風疹IgA抗体

	初乳(N=197)		成乳(N=197)	
	総IgA	風疹IgA	総IgA	風疹IgA
単位	(mg/dL)	(u/mL)	(mg/dL)	(u/mL)
最小値	14.40	0.50	3.40	0.50
最大値	2300.00	78.50	474.00	32.70
平均値	238.40	6.05	45.43	2.74
標準誤差	19.58	0.59	4.83	0.28
中央値	160.00	3.60	27.90	2.00

Yuko Hayakawa, et al. Quantitative and Qualitative Assay of Rubella IgA Antibody in Breast Milk, Journal of Medical Virology 82; 1475-1479. 2010.

Q 乳房トラブルは なぜ起こるの？

乳房トラブルとは？

　乳房トラブルとは，乳首が痛かったり，亀裂があったり，乳房が痛かったり，乳管の閉塞があったり，乳房緊満，乳腺炎などを起こしている場合をいいます。また，授乳トラブルとは子どもが飲まない，子どもが吸ってくれないなどのことをさします。一方，育児上のトラブルとは子どもの体重が増えない，子どもの機嫌が悪い場合などです。これらはお互いに関連しあっています。

乳房トラブルがある時の乳児の行動

　では，乳房トラブルがある時，乳児は授乳時にどのような行動をとるのでしょうか？　筆者は，平成16年度に53名の授乳時の母親(桶谷式助産所に通院中の人たち)を対象にアンケート調査(表2，3)を実施しました。
①乳房トラブルの有無と児が乳頭を引っ張る有無
②乳房トラブルの有無と児が乳頭を噛む有無
　ここでいう乳房トラブルとは，乳頭亀裂(傷など)がある，乳房が緊満している(硬い)，乳腺炎，乳房にしこりがある，乳管が閉塞している，児が飲まなくなったこと(拒否)をさします。
　その結果，乳房のトラブルがあった人はなかった人に比べて，児が乳頭を引っ張る率(表2)，児が乳頭を噛む率(表3)が高いことがわかりました。このことから，乳房トラブルがあると，乳児の授乳行動に影響を与えるのではないかと思われます。

表2 乳房トラブルの有無と児が乳頭を引っ張る有無

N=53　(　)内は%

乳房トラブルの有無	乳頭を引っ張る はい n=14	乳頭を引っ張る いいえ n=39	有意差
乳房トラブルある	14(26.4)	13(24.5)	$p<0.001$
乳房トラブルない	0(0)	26(49.1)	

Fisherの直接法

表3 乳房トラブルの有無と児が乳頭を噛む有無

N=53　(　)内は%

乳房トラブルの有無	乳頭を噛む はい n=5	乳頭を噛む いいえ n=48	有意差
乳房トラブルある	5(9.4)	22(41.5)	$p<0.05$
乳房トラブルない	0(0)	26(49.0)	

Fisherの直接法

医療者側の問題

授乳開始の遅れ

「お母さん，疲れているでしょう。今日はミルクをあげておきますから，ゆっくり休んでください」と，出産後の母体の安静と疲労回復を理由に，母親と児を数日間離してしまう病院がたくさんあります。また，帝王切開をしたりすると，「手術後で動けないから，しばらくこちらでお子さんを預かります」と，母児を離すことも多いと思います。

しかし，このような配慮が授乳開始を遅らせることになります。その結果，「初めて授乳したのは手術後3日目だった」ということになり，すでに乳房うっ滞が起こっていて，乳房の苦痛や身体的疲労がさらに増すことになります。このような事態は，むしろ医療者側が引き起こしたといえるでしょう。

母親が赤ちゃんと一緒にいたり，赤ちゃんにお乳を吸ってもらうことで，自然と授乳のリズムが確立します。リズムができると乳房トラブルも起こりにくくな

ります。

母子の心を無視したケア・対応

　児が上手に母乳に吸いつかない時に，児の口を無理やり乳頭に押しつけるようなケアがみられますが，このような赤ちゃんと母親の心を無視したケアは，母子ともに授乳を苦痛にさせます。

　筆者らは，「授乳しようとすると児が泣き続ける」といって育児相談室にきた母親に会う機会がありました。この母子の様子を観察すると，母乳を飲ませる体位にした時に，信じられないくらいの大声で泣き出すのです。しかし，授乳に関係ない姿勢で抱くとすぐ泣き止みました。

　この母親から，「上手に授乳ができないため，助産師さんが子どもの頭を無理やり乳頭にもってきたため，言われるままに授乳を行ない，その結果，母乳を飲ませるのはつらいもの，苦しいものになりました」という言葉が聞かれました。

　授乳は母親の主体で行なわれなければなりません。どのような場合でも母親の気持ちに耳を傾け，母親の選択を支援することが援助者としての基本的な姿勢です。

医療者の知識不足

　筆者は授乳中の母親から，「お乳が出ない乳房では？」「乳頭が出ていないから母乳は無理でしょう」など，医療者から否定的な言葉を言われたという話をよく聞きますが，いずれの場合も，適切なケアがあれば，母乳育児はほとんど可能です。

　また，左右交互に授乳しても，乳汁がうっ滞し，余った感じがある時，乳房が空になるまで絞るようにと指導することがあります。しかし，これは間違いで，乳房を空にすると，乳汁はますます分泌されることになり，分泌過多を招きます。その結果，母乳が出すぎると，乳房は常に緊満した状態になり，それに伴い乳房の痛みが生じてしまいます。乳汁の漏れもたびたび経験することになり，母親も児も不快感を感じます。そのため，空になるまで搾乳をすることは避けなくてはいけません。

乳房

トラブルを生じさせる状況

片方の乳房だけで授乳をしている

利き手が右手の母親の多くが右側から授乳するようです。右側から授乳する回数が増えれば，右側の乳房の腺胞が発達し分泌量も多くなります。分泌量が増えれば，さらに右乳房を先に飲ませることになります。しかし，そうすると，左乳房のトラブルにつながることが考えられます。

筆者らが授乳中の母親60名を対象に調査した結果，やはり「左の乳房がしこってパンパンになってしまった（乳管が詰まってしまった）」「左乳房が腫れ発熱している」「授乳期間中，2〜3回左乳頭に白斑ができた」など，左乳房にトラブルが多く起こっていることがわかりました。授乳は両方の乳房からバランスよく行なうようアドバイスしましょう。

乳腺炎の既往がある

アメリカで946名の女性を対象に行なわれた，分娩後12週間まで追跡したコホート研究[4]によると，乳腺炎になった既往のある人は，ない人に比べると乳腺炎の発生率が2.9倍であったことを報告しています。

そのため，前回乳腺炎の既往のある授乳中の母親には，乳房管理や授乳の際に，乳頭に亀裂をつくらないようにアドバイスする（146ページ参照）など，特に注意してかかわる必要があります。

緊張した姿勢での授乳，無理な搾乳

肩・首・手に力が入り緊張した姿勢で授乳をすると，肩がこり，気分も不快になり，血液循環も悪くなって，乳房緊満などのトラブルが起こりやすくなります。また，乳汁の分泌も減少します。

乱暴なマッサージや無理な搾乳は，乳房の組織に損傷を与え，乳汁分泌や排出機能を抑制し，乳房にトラブルを起こすことがあります。また，児の吸啜力は強いので，長く吸わせたり，ゆがみ飲みや浅飲みをそのままにしておくと，あっという間に乳頭と乳頸部に損傷が起こります。

母親と児の双方が，リラックスした状況にあるかどうかを見守ることが大切です。

家族の理解，心身の疲労，睡眠不足

母乳育児をすすめるためには，夫や家族の協力も大切です。

心身の疲労や睡眠不足は，乳汁分泌を促すプロラクチン値を低下させます。なるべく時間をみつけて身体を休めたり，気分転換を心がけましょう。母親が自信を失いかけても，家族が理解して見守り支えてくれていると感じるだけで，母乳育児の継続につながります。

また，授乳期中であっても身だしなみを整え心の余裕をもつことは，とてもよいことです。

乳房

Q 乳房トラブルが起こるとどうなるの？

　筆者らは，平成16年度，母乳育児をしている母親を対象にアンケート調査を行ないました。乳房のトラブルに疲労・睡眠・食事などがどのように関係しているのかを知りたかったためです。さらに，母乳中の総コレステロール(TC)値，中性脂肪(TG)値・乳混濁度の測定，乳糖度・乳塩分値も測定しました。
　母親の年齢は23～45歳で平均年齢は32.6歳です。以下に，アンケートにみる乳房トラブルについて紹介します。

　乳房にトラブルがある時，児は母親の乳房を引っ張る，嚙む反応を示したことは，前述した通りです(130ページ 表2，3参照)。また，乳房トラブルがない母親は，乳房がおもちのように柔らかいと感じていることがわかりました(**表4**)。
　アンケートに答えてくれた母親たちの母乳中の総コレステロール値(TC)，中性脂肪(TG)値・乳混濁度の測定，乳糖度・乳塩分の成分値を測定した結果が**表5**です。

表4　乳房トラブルの有無と乳房状態

N=53　（　）内は%

乳房トラブルの有無	乳房がおもちのように柔らかい		有意差
	はい　n=12	いいえ　n=41	
乳房トラブルある	1(1.9)	26(49.1)	p<0.001
乳房トラブルない	11(20.8)	15(28.3)	

Fisherの直接法

表5 母乳中の主な成分分析値

母乳測定項目(単位)	測定値	平均値
総コレステロール(TC)(mg/dL)	3.0～109.0	32.9
中性脂肪値(TG)(mg/dL)	815.0～5470.0	2681.9
乳混濁度(%)	1.35～9.89	5.18
乳糖度(Brix %)	15.3～28.3	23.0
乳塩分値(wt %)	0.05～0.25	0.089

＊Brix %とは，可溶性固形物の量を指す単位で，その溶液の屈折率と等しい屈折率をもち，20℃のショ糖液の重量%濃度に相当します。

　表5は，総コレステロール値(TC)，中性脂肪(TG)値・乳混濁度・乳糖度・乳塩分値の最小値，最大値，平均値です(詳細は157ページ表14を参照)。
　卒乳中の3名の母乳は，3名とも淡いグリーン色で母乳中に塩分が多く含まれていました。乳塩分値は，平均の0.089値より高い値(0.25，0.23，0.18)で，母乳をためると，母乳中の塩分は増えるといえそうです。

　また，「どのような時に起こったか」「トラブル予防のために食事で工夫していることは」「食事以外で工夫していることは」について，記述式"生の声"で回答してもらったのを整理したのが**表6～8**です。

表6 乳房トラブルが起こったのはどんな時か？

1. 夜にステーキ180 g，ライス大盛りを食べた時，子どもは20時に飲んだのを最後に朝3時に無理やり起こすまで寝続けて，母乳も飲まず，朝吐いた。
2. 赤飯を食べて乳首に白斑（白い詰まり）をつくり，甘いパンを食べて白斑をつくりと何度もトラブルを起こした。
3. 栗の入ったものを食べたら，しこって張りが強くなったので以後注意した。
4. スナック菓子を食べたり，油っこいものを食べて何回もトラブルを起こした。
5. お正月が近くなった時，おもちを焼いて食べたら詰まってしまった。
6. 今までになった乳腺炎の原因になった食べもの
 カレー・中華（エビチリ，マーボードーフ），ナッツ入りチョコ1個，脂ののったさんま・さば（焼き魚にした），おすしの酢飯もあまりよくなかった（砂糖が多い）
7. うなぎのかばやきを1口食べて詰まってしまった。
8. さんまを食べて詰まった。
9. チョコレート，おせち料理を食べた後，2, 3日は夜飲んでくれたが，その後まるっきり飲まなくなってしまった。
10. 味の濃いものを2日続けて食べたら乳首を噛んだり，指でギューとつままれて痛かった。
11. カレーを食べた時，子どもが母乳を飲まなくなり乳腺炎になってしまった。
12. 甘いものの食べ過ぎで，乳腺炎になってしまった。
13. 油っこいものを食べると，おっぱいが張りやすくなった。
14. おもち・チョコレート・アルコール・辛いものを食べた時は飲みが悪い。乳房にしこりができる。
15. 毎朝コップ1杯ほどのココアを飲んでいたら，胸がパンパンに張ってしまい，赤ちゃんもおっぱいを噛んだり，引っ張ったりしておいしくなさそうであまり飲まなくなった。ココアを飲まなくなったらなおった。
16. 外食やおそうざいの揚げもので乳腺炎になった。
17. 結婚式に出席し高カロリーの料理を食べたあと，授乳時間が5時間半あいたためお乳が緊満し，搾乳してもほとんどしぼれず，子どももあまり飲んでくれなかった。頻回に飲ませて乳腺はやわらかくなったが，乳頭の色が悪くなり残る感じがなかなかおらなかった。
18. 正月にもちを食べたら乳房が張ってしまった。
19. ケーキ（誕生日）を食べすぎ，片方の乳房だけ張ってしこりができてしまった。
20. 右側のおっぱいを飲まなかったことがあった。お正月に油っこいもの，甘いものやインスタント食品などを食べたのが原因だと思う。
21. チョコレートを2粒食べたら乳腺炎を起こした。2回乳腺炎になったが2回ともチョコレート。
22. おっぱいにしこりができる時は必ず，お赤飯を食べたあとだった。
23. 砂糖，油，肉を使った料理を食べると，おっぱいがガチガチになり白斑がくっきり浮き出てきて，子どもがおっぱいを飲まなくなる。乳首に噛みつくこともある。たとえ野菜でも砂糖を入れすぎるとだめ。切干し大根煮や黒豆を煮た時に砂糖を入れすぎておっぱいがガチガチになった。
24. サラダ（生野菜）を食べると身体が冷えてきて，おっぱいが冷たくなります。子どもがおいしくなさそうに飲んでいます。
25. タケノコを食べて見事に詰まった。まずいとガブッと噛まれ乳頭が切れる。
26. ご飯を食べすぎたら，夜中におっぱいが張りすぎてしまった。

27. 栗をボール1杯食べたら，児が飲んで，吐いての繰り返しで，翌日手技を受けるまで飲んでもらえなかった。
28. ケーキとクッキー，チョコレートで乳頭亀裂ができてしまった。
29. カレーやコンビニのおにぎりを食べたあとは，すぐに乳頭を離したり噛んだりの繰り返しである。

表7　乳房トラブル予防のため食事で工夫していることは？

1. 野菜・小魚，海草を毎日とるようにして，油っこいもの，甘いもの，乳製品などはさけるようにしている。
2. 今まで，キムチやカレーをよく食べていたが，刺激のあるものは食べないようにしている。アイスクリームも我慢している。
3. 和食中心のメニュー，特に干物(切干し大根・ひじきなど)を取り入れている。
4. 加工品などは何をどれくらい用いているか不明なので，食べたいものはほとんど手づくり(パン・あんこ・おやつなど)している。
5. 野菜の甘さを取り入れる(かぼちゃは砂糖を使わず，レンジ蒸しのみで十分甘いのでそのまま食べたり，温サラダに。おやつにさつまいもをオーブンで焼く。焼きいもはレンジで温めるよりも甘みが増す)。
6. カレー・にんにく・とうがらしなど刺激やにおいの強いものはとらないようにしている。
7. 主人用・自分用と味つけを変えたりしている。
8. もち米，せんべい，辛いもの，油っこいものは食べないようにしている。
9. 焼肉の脂の多いものは詰まりやすいのでなるべくさけるようにしている。
10. 乳腺炎になってからナッツは食べなくなった。
11. バターの多く含まれたパンを食べたあとにおっぱいが張ってつらかったことがあるので，それ以来乳製品は食べないようにしている。
12. 油っこいもの，乳製品(チーズ・牛乳など)，洋菓子などは，ほとんど食べないようにしている。
13. 甘いものを食べたい時は，和菓子を食べるようにしている。
14. 夜，コーヒーを飲む習慣があり，カフェインレスのものに変えた。
15. 香辛料はなるべく使わない。
16. 乳製品や油っこいものは白斑ができやすいので食べないようにしている。
17. 生後1か月までは順調に母乳を飲んでいたが，急にいやがるようになった。当時甘いものを食べすぎていたので，食生活を改善した。小魚，海草，野菜は毎日摂取するようにして母乳を根気よく与えたところ，2，3日で大泣きすることはなくなった。
18. 食事について，完璧ではないがアルコールを飲まないように気をつけています。
21. 以前，乳腺炎になったことがあるので，カレーはほとんど食べない。どうしても食べたい時は2，3口にしている。
19. 外食やおそうざいの揚げものを食べない。これも乳腺炎になった。
20. 揚げものをひかえ，野菜と水分をとるようにしている。
21. 右側のおっぱいを飲まなかったことがあった。お正月に油っこいもの，甘いものやインスタント食品などを食べたのが原因，なるべくひかえるようにしている。

乳房

22. チョコレートを2粒食べたら乳腺炎を起こした。2回乳腺炎になったが2回ともチョコレート。以来チョコレートを食べないようにしている。また，油っこいものをひかえている。
23. 乳腺炎になってからずっと，野菜と魚の生活をしています。野菜は煮たり，ゆでたりして，とにかくたっぷり食べている。豆，海草，小魚も食べている。
24. はじめは甘いものを食べられないのが苦痛だったが，今はおっぱいのためだと思うと自然に食べたいと思わなくなった。おいしいおっぱいのためにと，今しかできない母乳育児を100％楽しんでいる。
25. 妊娠してからコーヒー，インスタントラーメン，酒類はやめています。大好きな甘味や果物も少し気をつけています。油っこいものを食べた時はローカロリーになるように気をつけている。
26. なるべく油ものをさける。揚げものはもちろん，バターもかなり乳房にトラブルが出る。
27. 1日3食しっかり食べるように心がけている。ご飯を中心に野菜は毎日とるようにし，油っこいもの，甘いものはとりすぎないようにしている。味付けもできるだけ薄味にしている。授乳の間隔は3時間以上あけないようにしている。以前食べ物に気をつけていない時は乳首を嚙まれたり，引っ張られたりしたことがあった。また，太ってしまうことを気にしてあまり食べなかった頃は，おっぱいがあまり出なかったのか，両方飲ませてももっともっとほしがられた。
28. すごく辛いカレーを食べた時，母乳を飲ませたら興奮してしまったらしく，深夜2時まで手足を活発に動かしてなかなか休まなかった。

表8　乳房トラブル予防のために食事以外で工夫していることは？

1. 母乳の間隔を3時間以上あけてしまってトラブルが起こり，授乳間隔に注意している。
2. 授乳間隔があいた時にトラブル（詰まり）が起きやすいので，まめに飲ませるようにしている。
3. 飲みが悪いと思った時はおっぱいをしぼって味などをみている。
4. まんべんなく飲ませるようにしている（逆抱きをするなど）。
5. 夜中に張りやすいので，泣かなくても起こして飲ませている。
6. 定期的にマッサージを受けている。2週間に1回マッサージに来ているが，来る前の日あたりから飲まなくなってくる。
7. ワイヤー入りのブラジャーなどはしないでゆったりしたものにしている。
8. トラブルの原因はわからないが，嚙まれたのでマッサージを受けた。その後，嚙まれなくなった。
9. 夜間の授乳時間が長くなってしまい，乳首に水ぶくれができてしまった。針でつぶし，とにかく飲ませる（痛みは我慢）。じゃが芋湿布をしたら5日間で完治した。
10. おっぱいの奥のほうが少しおかしいと思ったら，すぐに母乳外来を受診している。
11. 一時は何を食べても胸が痛くてノイローゼになりそうだったが，定期的に桶谷式に通うこと，食事の慣れで，何とかここまで続けてこれた。子どもは丈夫で病気なし，朗らかに育っているのでぜひ母乳をおすすめしたい。
12. 抱きかかえるとどうしても右側を先にあげていたようで，左の乳から白いどろどろの母乳が出て痛くなったことがあった。その後は気をつけて両方同じくらい飲むように交互にすることを忘れないようにした。
13. はじめの頃，授乳後児が泣くとおっぱいが足りないと思いミルクを足していた。児が寝ている時は3時間以上の時間をあけていたが，しこりができてしまい，乳腺炎になった。普段はまめに授乳して3時間以上あけないようにしている。

14. 葛根湯を内服している。おっぱいの塊をとるようにしている。
15. 乳首が小さく子どもが飲みづらそうにすることがあるため，常に柔らかい状態を保つように心がけている。
16. 甘いものが好きなのでつい食べすぎてしまった時は，早めに搾乳している。少しでも詰まっていると思う時は，キャベツで湿布したり，搾乳したりしている。
17. 左乳房で母乳を飲ませると脇にしこりができてしまう(飲み残しが原因)。必ず，逆抱きもするようにしている。また，普通に飲ませると子どもの口への含ませ方が浅いため乳頭に傷ができてしまうが，逆抱きならそれも改善できるから。
18. 乳腺炎に2度なったが，明らかに疲れの蓄積から(引越しや子どもの入院など)。
19. 乳房トラブルによる母乳育児の断念以外に，飲む薬の子どもへの影響を考えてやめるおかあさんが大変多い。産科以外の先生の「おっぱいはやめてください」の言葉も影響が大きい。薬を飲んでも大丈夫ということをもっと多くのお母さん，お医者さんに知ってほしい。
20. 母乳だとどうしても父親が子どもとかかわる機会が限られてしまうので，休日はできるだけ父親にオムツを替えてもらったり，遊んでもらったりしてかかわりを多くもってもらったりしている。そうすれば，ゆったりした気持ちで授乳できる。ストレスがたまらないことが母乳に大きく影響していると思う。
21. 食べものに注意しているつもりでも，詰まった時，自分の力ではどうしても詰まりがとれず，手技を受ける前にさらに悪化してしまう。子どもに飲ませるのが1番だが，風呂に入らないことが最良だと思う。

乳房

Q 乳房トラブルの予防とケアの方法は?

妊娠中の予防法

乱暴なマッサージはしない

　胎盤が完成した妊娠20週頃から乳首の手入れを行ないます。乳頭に陥没・扁平がない場合は，乳管開通(乳栓を前もって抜いておくこと)操作だけで十分です。乳管開通させるためには，入浴後，乳頭，乳輪部を軽く指で圧迫したり，軽く引き出したり，乳頭を指ではさんで少しひねりを加えながらしごきます(**図3**)。その時に指先に少しクリームを塗って，指でつまみ少しひねりを加えながらしごくと，皮膚への刺激も少なくいっそう効果的です。

　また，妊娠中に乳首の日光浴をして皮膚を鍛えておくことも大切です。そし

図3　乳頭の手入れ

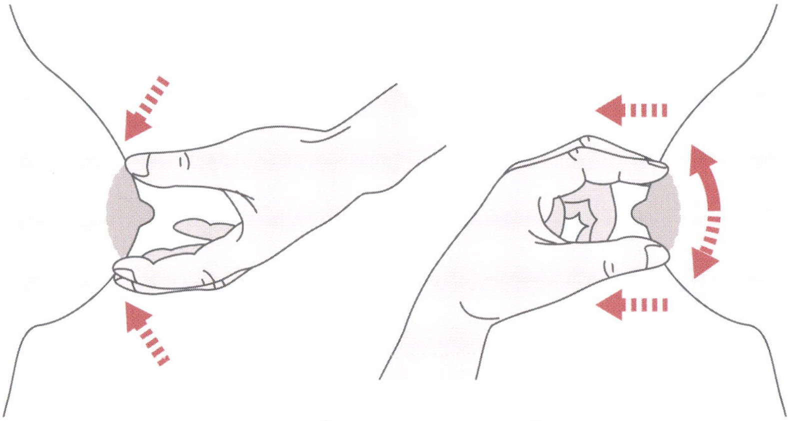

①乳頭・乳輪部を軽く指で圧迫。　②軽く引き出す。　③少しひねりを加えながらしごく。

て，乳首は石鹸で洗わないほうがよいでしょう。なぜなら，乳頭の周囲の乳輪に点在しているモントゴメリー腺から分泌されている脂肪は，乳頭の皮膚に潤いを与えているのですが，石鹸で洗うと流されてしまうからです。もし乳頭の皮膚が乾きすぎて荒れてきたら，ごく少量の純粋ラノリンをつけて指で伸ばしておくとよいでしょう。ラノリンは動物性皮脂で添加物も含まれていませんが，まれにアレルギー反応を起こすことがあるので，つけすぎないように注意してください。

これらの手入れをすれば，乳房のマッサージは必要ありません。むしろ，乳頭への過度な刺激は，「排乳口を少なくする」「乳頭亀裂を起こす」「乳頭の肥厚，変形する」ことになりかねません。

陥没・扁平乳頭の場合は引き出すことを試みる

陥没している乳首や扁平乳頭は，程度が軽い場合は，妊娠が進むと治ることがありますが，出産前に治しておくことが大切です。

乳輪部に母指と示指・中指が並ぶようにそっと当て，力をいれずに乳輪部の深部に向けて軽く圧迫（圧抜きという）し，乳頭部位を軽く引き出します。この手技を何回か繰り返していくと乳頭は突出してきます。痛みがない程度に，毎日少しずつゆっくりと実施しましょう。

ブラジャーで乳房を圧迫しない

妊娠したら乳房を圧迫しないことが大切です。特にワイヤー入りのブラジャーなどをつけると，妊娠中に発育する乳房（乳腺や乳管）を締め付け血流が悪くなり，乳房トラブルを招くことがあります。乳房はぶらぶらの状態がよいので，ブ

ひとくちメモ

[吐乳]

吐乳をしていた場合，授乳と哺乳の様子をよく観察すると，吐乳のもともとの原因が扁平乳頭による空気嚥下だとわかる場合もあります。

図4 妊娠中に着けたいブラジャーの例

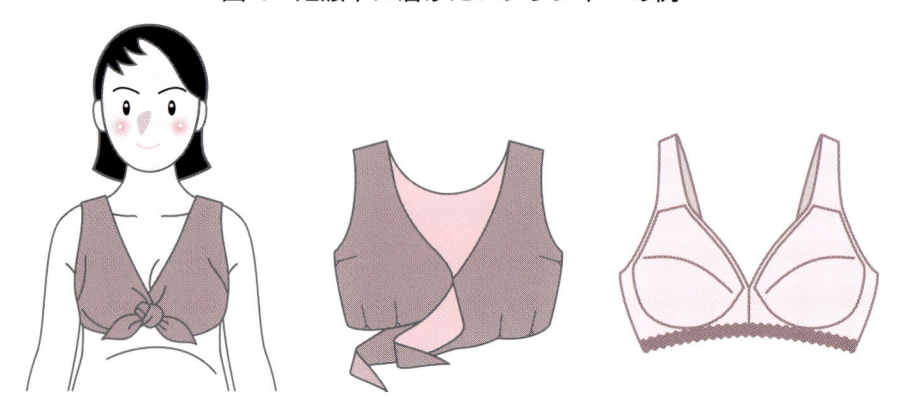

ラジャーはつけないほうがよいでしょう。つける場合は，ゆったりした少し大きめで，柔らかい素材のブラジャーか乳帯がよいでしょう（図4）。

ブレストシールドを使用すると，乳頭直下が硬くなり，乳房組織の損傷などが起こりやすくなります。ブレストシールドは使用しないほうがよいでしょう。

授乳時の姿勢を練習する

授乳時の姿勢について，人形などで練習しておきましょう。片手で深く児の殿部まで抱き，背筋を伸ばし少し胸を張って，肩の力を抜き，肩を落とします。この時，いすの背に背中をもたれかかるようにしてリラックスするとよいでしょう。

また，添い寝で飲ませることも練習しておくとよいでしょう。添い寝で飲ませる時は意識して遠いほうの母乳から飲ませます。児が途中で眠ってしまい，飲みやすいほうだけで授乳が終わってしまうと，乳房トラブルが起こることがあるからです。

新生児を抱くのが初めてという母親も多いので，妊娠中からこれらのことを学んでおくことは母乳育児についての自信になり，乳房トラブルを防ぐことにつながります。

おいしい母乳のために食べ物を吟味する

甘いもの，油っこいもの，肉類，果物の食べすぎ，カフェインの強い紅茶，コーヒーの飲みすぎはよくありません。妊娠中からバランスよく食べることが大切です。（154 ページ表 13，CD-ROM「乳房トラブルを起こしやすい食品」）。

産褥期の予防とケア

母親の感情面を支援する

赤ちゃんにどう接していったらよいのかわからない母親に対しては，その不安な気持ちを受けとめ，母親の気持ちを考慮したきめ細かなケアが大切です。

ある研究によると，分娩前より分娩後に育児に対する不安が増強すること，特に初産婦に不安が多いこと，年齢では若い人ほど不安が強いことが報告されています。これらの点を視野に入れ，個別に対応しましょう。

疲労を回復させる

分娩時の疲労は十分な睡眠によって回復します。疲れがとれ，授乳に対する気持ちも前向きになると，ゆったりした気持ちで授乳でき，乳房のトラブルの予防になります。母親の育児に対する緊張感を解きほぐすために，家族に協力をお願いしましょう。

乳房緊満を軽減する

出産後，多くの母親は乳房緊満を体験します。これは乳汁分泌の機能が開始したことによる乳房の血流の増加・乳腺内圧の上昇・リンパ液のうっ積から生じる浮腫によるもので，出産後，主として 3～4 日目を中心に起こってきます。ほとんどは入院中の 1 週間以内に消失しますが，血液循環障害の状態であるので，直接授乳と苦痛を与えない程度のマッサージが有効です。

乳房がうっ積・うっ滞（うつ乳）を起こす前に，積極的に頻回授乳を行なうとよいでしょう。児の欲求にあわせて授乳を行なう，授乳時間を自由にする，児が吸

いやすいように乳輪部をしぼって柔らかくしてから授乳を行ないます。
　それでも，3～4日目頃から6日目にかけて，熱感や圧痛を伴った硬く腫脹した乳房緊満が生じることがあります（→ひとくちメモ）。その場合には，授乳と授乳の間に冷罨法を行ない，痛みや浮腫を軽減させます。症状が緩解したら乳房マッサージをして血液循環を促進させましょう。特に乳房うっ積の際には効果が大きいでしょう。しかし，産褥早期のマッサージは基底部を刺激するよりも，まず，乳管の開通を主に行なうべきです。

乳房マッサージはなぜよいのでしょうか？
　乳汁は，心臓から送り出されている動脈血によって乳房の乳腺内でつくられています。この時，乳汁産生がはじまると急激に動脈血が乳房内に増加し，それに伴う静脈血の血管抵抗と静脈弁の働きによる消極的な静脈血の流出との間で入超過のアンバランスが起こることになります。これにより乳房内にも基底部にもうっ血が起こります。このうっ血圧の上昇が基底部に駆血された状態を生じさせてしまうのです。この動静脈流出入のバランスをよくし，症状の改善を図ることができるのが乳房マッサージなのです。マッサージによって軽くなったように感じるのはこのためです。

では，冷罨法はなぜよいのでしょうか。
　冷罨法をするのは，下熱効果と血管の収縮により血液の流出と流入を減少させ

ひとくちメモ

[乳房のうっ滞とうっ積]
　うっ滞（うつ乳）とは，乳管が十分開通していないために排出がうまくいかず，乳房の一部，または乳房全体が硬くなること（乳房緊満）で，時として痛みを伴うこともあります。
　一方，乳房うっ積は，出産後3～4日頃，乳房が極度に充血したり，うっ血（血液が乳房の中にたまった状態）のために，乳房が張ってくる状態をいいます。

るためです。つらい時は，氷水の中で絞ったタオル，サトイモ湿布，キャベツ湿布などで軽く冷やしましょう。それによって痛みが和らぎ，乳汁の分泌が抑制されます。しかし，冷やしすぎると逆効果になるので注意してください。

　また，動物性脂肪の多い食品(乳管を詰まらせ，うっ滞を強め，乳腺炎の原因になる)や，カレー，ニンニクなどにおいの強い食事も母乳を飲まなくなる原因となるので避けましょう。

乳管開通の処置を行なう

　乳腺でつくられた乳汁は，乳管を通って，乳頭の先の孔から出てきますが，この孔には乳栓という分泌物の固まりのようなものが詰まっています。そのため，この栓を抜いておくことで児が授乳しやすくなります。乳栓は，新生児がしっかり吸ってくれれば吸う力で抜けるので問題がありません。しかし，母乳が出るようになっても，まだ栓がはずれないと，乳管閉塞となって乳汁がたまってつかえてしまいます。こうなると乳汁がうっ滞するトラブルにつながります。

　乳管の閉塞も，局所の発赤，腫脹，硬結，圧痛を生じさせます。うっ滞してい

ひとくちメモ

[冷罨法]

キャベツの湿布：キャベツの葉大1枚の茎の部分をとり，乳頭を避けて乳房にあてて冷やします。

サトイモの湿布：生のサトイモかジャガイモをすりおろします。おろしショウガ，小麦粉を少量加えて練り合わせ，キッチンペーパー，ガーゼなどでくるんで乳房にあてます。肌や洋服が汚れないように注意。市販のサトイモの粉を利用してもよいでしょう。

ゲル状の保冷パック：ゲル状の保冷パックを冷蔵庫で冷やして，ガーゼやハンカチで包んで乳房にあてます。この時，心地よく感じる程度が適当で冷やしすぎには注意しましょう。

るのを，そのままにしておくとよけいにひどくなるので，むしろ，うっ滞している側の乳房から児の吸啜をすすめるとよいでしょう。

　乳管が詰まり，詰まったものが出口（乳口）まで移動してきて栓を閉じてしまうと，吸われた時に痛みを感じることがあります。乳房マッサージなどにより詰まったものをとります。そうすると，母乳が噴水のように出ることがあり，これにより乳房は楽になります。

乳頭亀裂の予防

　児による長飲み，ゆがみ飲み，浅飲みは，乳頭，乳頸部に損傷を起こしやすいため，児にも飲み方を練習させます。授乳時間を最初は1〜2分と短くし，少しずつ時間を増やしながら乳首を左右交互に飲ませていきます。出が悪いと，ついいつまでも含ませてしまいがちですが，長く含ませると，乳頭の皮膚がふやけて傷みやすくなってきますので気をつけましょう。

　母乳は乳輪縁あたりにためられているので，乳輪部まで深くくわえて吸うことが大切です。またゆがみ飲み，浅飲みを続けていると，乳頭が変形してしまいます。そのため，乳児が乳頭をはずした時に乳頭を観察し，もし変形があれば飲み方に問題があるので，母子にあった授乳方法を考え援助していきましょう。

　文献によると，授乳に適した乳頭の形は大きさが1.3〜1.6cm，側壁が0.7〜1.2cm突出し，裂状溝がなく硬度が口唇のようであるものが望ましいとあります[5]。これを参考に観察してみるとよいでしょう。

乳頭亀裂のケア

　亀裂が進まないように早くに治すことが大切です。お腹がすいている時は吸啜力も強いので，痛みが激しい時は亀裂が回復するまで搾乳して母乳をスプーンやコップで飲ませ，児が満足した頃に直接授乳するなどの工夫をします。長時間の授乳をさけるために，ある程度の時間になったら，母親の小指を口の中に入れて陰圧を与える方法で乳頭から離すとよいでしょう。児の口を乳頭から無理に離してはいけません。

　乳首をいつも湿った状態にしておくと，乳首の痛みや亀裂の原因になります。乳頭をおおっているパットがいつも濡れた状態のままというのは好ましくありま

せん。乳頭のケアの原則はできるだけ空気に触れるようにすることです。そうすれば乳頭の皮膚が強くなります。

乳腺炎のケア

・うっ滞性乳腺炎・化膿性乳腺炎（表9）

乳頭亀裂や損傷のため，乳頭皮膚から菌が進入し感染を引き起こすと，感染症の乳腺炎が起こると考えられます。感染経路としては，乳児の口腔また，医療者からの伝播が考えられます。そして，乳腺炎は主に黄色ブドウ球菌で起こります。そのため，まず大切なことは乳頭に傷をつくらないことです。

表9　乳腺炎（うっ滞性・化膿性）の病態と治療

	うっ滞性乳腺炎	化膿性乳腺炎
発症時期	産褥2～4日目頃，遅くても1週間以内	産褥2～3週頃
起炎菌	ない	主に黄色ブドウ球菌，連鎖球菌
症状	乳房の腫大，硬結，圧痛，自発痛，発赤，発熱	全身症状：悪寒戦慄，倦怠感，発熱 局所：乳腺内の疼痛を伴った硬結，発赤，熱感などを伴う
治療	・乳管開通をした後，頻回授乳を行なう	・化膿して高熱が出た時は切開して排膿することもある ・乳腺炎側の母乳を飲みたがらないが，できたら積極的に飲ませる。あるいはしぼりきるようにする。反対側は飲ませる
病態	・乳管が十分開通していないのに急速な乳汁分泌亢進状態が起こっている	乳頭の亀裂・損傷部位からの細菌感染による

乳房

表10 授乳援助の実際

- 母乳を飲ませる前に乳頭・乳輪部を軽くマッサージして柔らかくしておく。
- 乳輪部まで深くくわえさせる（乳頭部はピンク色。乳輪部が黒ずんでいるのは，くわえ方が浅いためである）。
- 乳頭・乳輪部にマッサージなどで無理な刺激を与えない。
- 乳頭をはずす時は無理をしない（乳頭をはずす時，無理に引っ張ると乳頭を痛めてしまうので，人差し指を児の唇の端から歯ぐきへと舌の間にそっと入れてはずす）。
- 乳頭を拭きすぎない。拭きすぎると，モントゴメリー腺からの分泌物を拭き取ってしまうことになり，乳頭・乳輪が乾燥し切れやすくなる。
- 強度の陥没乳頭がある時は，スプーンで飲ませる（人工乳首と母乳とは吸啜の際の舌の使い方が異なる。直接授乳の際は舌を前後に動かす。スプーン授乳は，直接授乳の吸啜運動の動きと同じである）。

＊スプーンは先端が丸いものを使う。スプーン1/3ぐらい先端をあてると，吸啜反射が起こり口を開けてくるので，少しずつ流して与えるとよい。

コラム

［乳管開通の処置］

事例1　Aさん：初産婦，27歳

Aさんは，乳房がパンパンに腫れあがり痛みがあるため，開業助産院を受診しました。

ベッドに横になり，助産師が乳房ケア（乳管口を開通する）を開始しました。ケアをしながら，「乳管が詰まると，詰まったものが出口（乳口）まで移動してきて栓をしてしまうため，吸われた時に痛むのですよ」と，説明がありました。しばらくすると，ケアにより硬く白い脂肪のような固まりがとれ，乳汁が噴水のように出てきました。数秒間，ピューピューと飛んで，2mほど離れて見学していた筆者の顔まで飛んできたのです。

筆者は，こんなに遠く長く，噴水のように乳汁が出たのをみたことがありませんでした。固まりに触れてみると，米粒のように白く硬いものでした。大きさも米粒の1/3ぐらいありました。

Aさんは「楽になりましたー」と言っていました。

表11 母乳育児がうまくいくための10のステップ

「母乳育児成功のための10カ条」2018年改訂版

[施設として必須の要件]
1a. 「母乳代用品のマーケティングに関する国際規準」と世界保健総会の関連決議を完全に順守する。
1b. 乳児栄養の方針を文書にしスタッフと親にもれなく伝える。
1c. 継続したモニタリングとデータ管理システムを確立する。
2. スタッフが母乳育児を支援するための十分な知識，能力，スキルを持つようにする。

[臨床における必須の実践]
3. 母乳育児の重要性とその方法について，妊娠中の女性およびその家族と話し合う。
4. 出産直後からのさえぎられることのない肌と肌との触れ合い(早期母子接触)ができるように，出産後できるだけ早く母乳育児を開始できるように母親を支援する。
5. 母親が母乳育児を開始し，継続できるように，また，よくある困難に対処できるように支援する。
6. 医学的に適応のある場合を除いて，母乳で育てられている新生児に母乳以外の飲食物を与えない。
7. 母親と赤ちゃんがそのまま一緒にいられるよう，24時間母子同室を実践する。
8. 赤ちゃんの欲しがるサインを認識しそれに応えるよう，母親を支援する。
9. 哺乳びん，人工乳首，おしゃぶりの使用とリスクについて，十分話し合う。
10. 親と赤ちゃんが継続的な支援とケアをタイムリーに受けられるよう，退院時に調整する。

WHO/UNICEF：The Ten Steps to Successful Breastfeeding, 2018
翻訳：NPO法人日本ラクテーション・コンサルタント協会 2018年9月

出生後30分以内の早期授乳

　　　　初回授乳はいつがよいのでしょうか。正常新生児は生後約1時間ぐらいは体内にアドレナリンが分泌されているため，覚醒状態が続き，周囲に反応・順応しやすい状態にあります。よく観察すると，口をモゾモゾ動かしたり児が母乳をほしがっているサインがわかります。この授乳サインを見逃さず，母乳を直接吸わせましょう。児は最初に吸った乳首を本物と思うので，ゴムの乳首を使わないで，母親の乳首をなめるだけでもよいでしょう。そして，約1時間後，児は深い眠りに入ってしまいます(図5)。

　　　　このケアは帝王切開の母児にも必要です。母親が授乳をする意思があり，児にも授乳サインがみられたら，手術室や回復室で授乳ができるよう援助する必要が

あり，実際，このようなケアを受けた母親は「幸福感がわいてきて安心した」と語っているという報告もあります[6]。

出生直後30分から1時間の新生児の意識は朦朧とした状態ではなく，はっきりした新生児覚醒期にあり，目をしっかりと開けています。この時期に母親に対面させると，児は母親の語りかけに応じて声を出し，母親の顔の動きに応じて口を動かす反応が見られます[7]。これは，生後30〜60分間だけに見られる現象であること，乳汁の分泌に効果があることが報告されています。

ですから，出産後30分以内に初回母乳育児を開始（WHO推奨）できるよう，援助することが重要になります。また，出生直後のこの対面は，児を安心させる

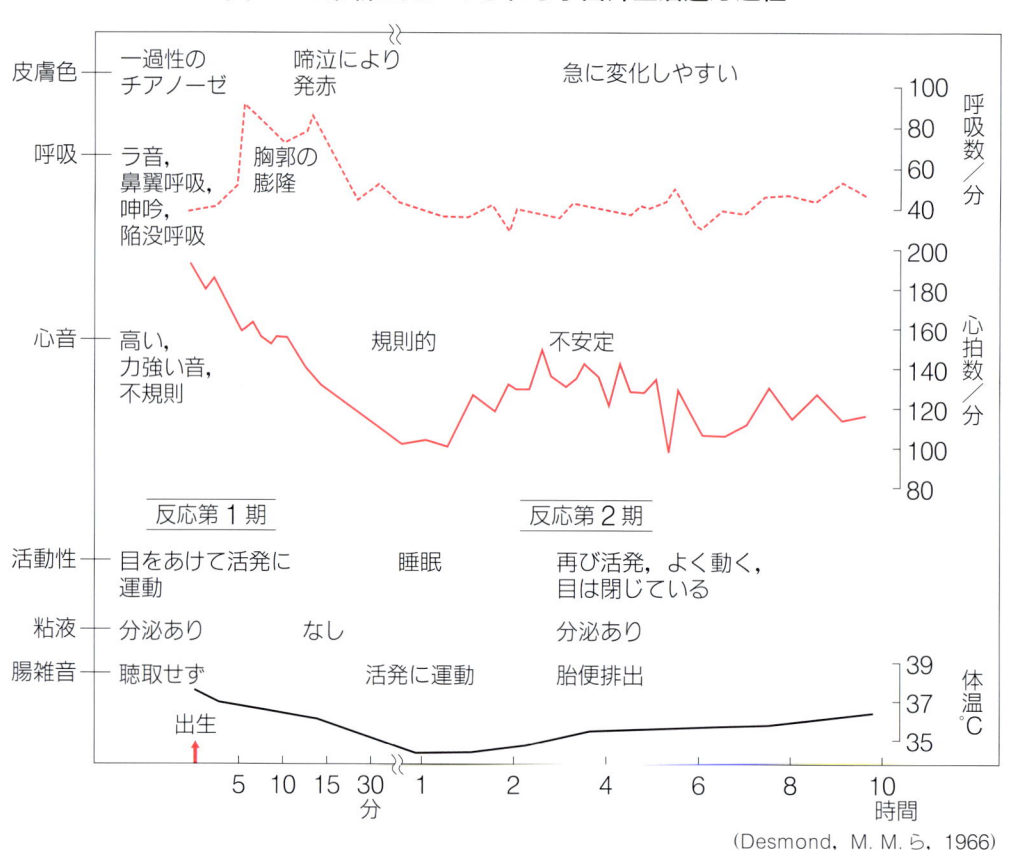

図5 正常新生児にみられる子宮外生活適応過程

皮膚色	一過性のチアノーゼ	啼泣により発赤	急に変化しやすい
呼吸	ラ音，鼻翼呼吸，呻吟，陥没呼吸	胸郭の膨隆	
心音	高い，力強い音，不規則	規則的	不安定
	反応第1期		反応第2期
活動性	目をあけて活発に運動	睡眠	再び活発，よく動く，目は閉じている
粘液	分泌あり	なし	分泌あり
腸雑音	聴取せず	活発に運動	胎便排出

（Desmond, M. M.ら, 1966）

ため，母親の子宮に近い状態を再現するように薄暗い部屋で行なうことが大切です。

図6は，筆者らが，保健医療従事者743名に，"出生後30分以内の早期授乳"についてのアンケート調査を行なった結果です（回収率39.1％）。それによると，早期授乳が「必要だと思う」と考えていたのは，開業助産師73.1％，勤務助産師58.8％，開業小児科医48.0％，勤務小児科医20.5％，そして，産科医25.0％でした。特に，医師の間で"出生後30分以内の早期授乳（WHO推奨）"の重要性に対する認識と意識が少ないことが明らかになりました。

あらためて，"出生後30分以内の早期授乳（カンガルーケア）の大切さの理解とその普及"を，各保健医療従事者へ徹底していくことが必要であると思われました。

頻回に授乳をする

赤ちゃんには欲しがる時に欲しがるだけ授乳してよいのです。よく観察すると赤ちゃんが欲しがるサインを認識することができます。24時間に8〜12回，2〜3時間ごとが一般的のようです。母乳の分泌量を制御するプロラクチンレセプターは，出産後最初の14日間の頻回授乳により増加します。再三述べているように，頻回に授乳することによって母乳の産生量は増加するからです。

また，授乳は母親にとっては休息の時間となり，乳汁分泌を促し，乳房のトラブルを防ぐことにつながります。トラブルを起こさないためには，短時間，少量，頻回授乳が大切です。

図7は，出生直後からの"頻回授乳"についての調査結果です。頻回授乳が「必要だと思う」と考えていたのは，開業助産師の69.2％，勤務助産師50.6％，開業小児科医64.0％，保健師38.9％，産科医30.0％，そして，勤務看護師22.4％でした。「頻回に授乳する」ことがよいとわかっているにもかかわらず，実施は難しいという実態が浮き彫りになりました。

以上ふたつの結果から，保健医療従事者がもっと最新の知識をもち，母子が出生直後より一緒にすごし，母乳をほしがる時はいつでもすぐに授乳が行なえるような体制を早急につくらなければいけないと思います。

図6 出生後30分以内の早期授乳

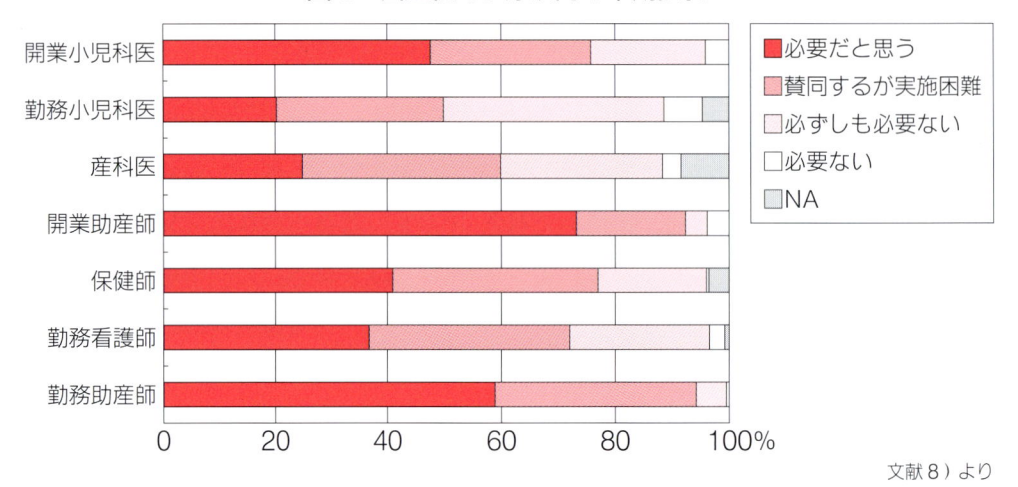

文献8)より

図7 出生後からの頻回授乳

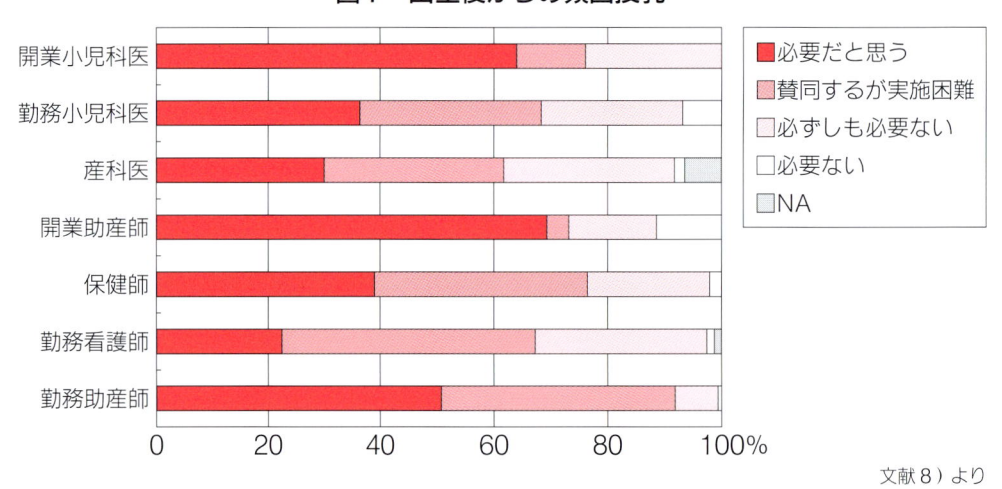

文献8)より

🍼 母乳の味・におい・色を観察する

　　母乳に，甘さ・塩分の強さ・にんにく臭・色が濁っているなどの問題があると，児は母乳を飲むことを拒否することがあります。授乳時，児の様子がいつもと違うと思った時には，母親に母乳の味・におい・色を観察してもらいましょ

う。また，母親自身の食事を振り返ってもらうことも必要です。

🍼 乳房トラブルを起こしやすい食品

　主食であるごはんの主成分のデンプンは，アミロースとアミロペクチンを含み，ともにグルコース100％のホモ多糖類で，その混合の割合によって粘度に差が生じます。米はアミロースの割合が高く，アミロペクチンとの割合は一般に7：3です。栽培により多少違いがみられますが，米はアミロペクチン100％のもち米に比べ，粘度が少ないのです。おもちや赤飯の主成分であるアミロペクチンは，化学的にグルコース同士の α-1，6結合による枝分かれが非常に多く，粘性を増すことになります。そのため，もち米の中のアミロペクチンが母乳中にあらわれると，母乳に粘性を増し，乳房のトラブルを起こす原因につながるのではないかと思われます。

　また，カレーなどは香辛料となる物質が児の味覚と臭気を刺激しやすく，児のいやがる原因の1つと考えられます。脂肪含有量が多いため，ケーキ，チョコレート，落花生など他の高カロリー脂肪を多く含む食品同様に乳管のつまりを生じさせ，乳房トラブルの原因の1つになるようです。表12に，授乳中の母親が食事で心がけるとよいことをあげました。

　また，参考までに，筆者らが行なったアンケート調査で，「児が母乳を飲まなくなった」「乳管がつまってしまった」「乳房にしこりができてしまった」「乳腺炎をよく起こす」などの乳房トラブルを経験した母親たちが，授乳期間中に食べ

表12　授乳中の母親が食事で心がけること

- 和食中心の食事を心がける。
- 冷たい飲みものを多くとらない。
- においの強い食品は控える（ニンニク，ラッキョウなど）。
- 母乳を出すためにと牛乳などを飲みすぎない。
- よく噛んで食べ，胃に負担をかけない。
- ひかえたほうがよい食品をどうしても食べる時は，少量食べるか，食べてしまったら，すぐに授乳をするとよいでしょう。
- カロリーや水分の過剰摂取は乳汁産生を刺激し，うっ積・うっ滞状態を悪化させる。脂肪分・糖分の多い食事や水分摂取を控える。

表13　乳房トラブルを経験した母親が気をつけていた食品

①油っこいもの・揚げもの	⑦ナッツ類
②甘いもの	⑧コーヒー・紅茶
③カレー・香辛料	⑨チョコレート，ケーキ
④キムチなど辛いもの	⑩ニンニクなどにおいの強いもの
⑤牛乳，チーズ，アイスクリームなど乳製品	⑪インスタント食品
⑥もち米，せんべい	⑫バター，バターをたくさん使ったパン類

ないようにまたは食べ過ぎないように気をつけていた食品（表13）を紹介します。

楽な姿勢で授乳をする

授乳は母親の楽な姿勢で行なわれることが大切です。無理な姿勢は母子ともに

> **コラム**
>
> ［カレーの乳房への影響］
> 事例3　Cさん：経産婦，34歳
> 　Cさんは乳房にトラブルがあると，開業助産所に行きます。今日も乳房がパンパンに張り強い痛みがあるといって来院しました。
> 　「昨日のお昼にカレーを食べました。そうしたら，急に子どもが母乳を飲んでくれなくなってしまったのです」「夜になるとおっぱいがパンパンに張って痛くて，痛くて，キャベツで冷やして様子をみていたのですが，子どもは飲んでくれないのです」
> 　助産所へは，マッサージを受けにきたとのことでしたが，原因はカレーにありました。カレーに使われているスパイスは味，においともに強いので，母乳の味に変化が生じ，児がいやがります。そのため，授乳が行なわれず，乳房が緊満になったと思われます。

疲れます。また，母親の肩・首・手に疲れとこりが生じ，血液の循環を悪くし，乳汁分泌を低下させます。そうなると，自ずと授乳の回数も制限したくなり悪循環を生じます。そこで，母子ともにリラックスした姿勢で授乳が行なわれているかを観察し，必要時には援助の手をさしのべましょう。

　正しい授乳姿勢がとれていると，適切な吸着ができ，乳頭亀裂や乳頭痛になることは非常に少ないと考えてよいでしょう。

　上手に吸っている児を観察すると，乳頭を真ん中にして吸いつき均等にバランスよく飲んでいます。吸啜後の乳頭の形をみると，吸啜の仕方に問題がなかったかどうかが確認できます。

痛くないマッサージをする

　「張っている乳房のマッサージは，痛くて当たり前」と母親に強要していませんか？「乳房マッサージのほうが分娩よりつらかった」とはよく聞く話です。決して，母親に痛いマッサージを行なってはいけません。

　また，乳頭まで硬くなった時は授乳前に少し搾乳しておくと乳頭が柔らかくなります。

　筆者は，乳房マッサージを専門に開業している助産所を訪問し，乳房がパンパンに張っている母親に乳房マッサージをしている場面を何度も見学させてもらいました。しかし，母親は誰もが，「痛くない」「気持ちがよい」というのです。このように「痛くない」「気持ちがよい」と母親から自然に言葉がでるような苦痛を与えないやさしいマッサージを行なうことが大切です。

　乳房のトラブルのある時は，乳房だけでなく身体全体をよく観察しましょう。乳房ケアだけでなく，肩の湿布・マッサージ，足の温浴・マッサージなどでも乳房のトラブルが解消されることがあります。

　筆者の体験では，母乳分泌がよくない母親の肩に温湿布とマッサージをしたら，母親は気持ちよさそうに眠ってしまったことがあり，さらに驚いたことに，その後，母乳があふれるように出てきました。この人の場合，心身の疲労と肩こりがありました。

乳房

母子の気持ちを大切にかかわる

　母親が精神的に満されることが乳汁分泌につながり，母乳で育てようという気持ちも亢進します。どのような場合でも母親の気持ちに耳を傾け，母親の選択を支援することが援助者としての大切な役割です。
　陥没乳頭・扁平乳頭などで諦めている母親に対しては，乳頭の形は乳頭のケア，直接授乳を進める中でよくなっていくのでそれほど重要でないことを告げ，母乳育児が可能であることを説明します。
　日本の場合は90％が母乳育児を望み，入院期間も諸外国に比べれば長いようです。入院期間が長い分，1人ひとりにあった援助を提供できるはずです。援助者は，母親が少しでも自信をもって授乳ができるように見守り，児が安心して自ら進んで吸綴する機会を十分に提供することが大切です。

おもちのような柔らかい乳房がよい

　母乳は乳房が緊満し，たまっているから出るのだと勘違いをしている母親がいます。この勘違いは医療者の中にもあります。
　そうではなく，乳房がおもちのように柔軟で弾力性に富んでいる時に，質のよ

ひとくちメモ

［よい乳房とは］
　授乳期における乳房は，乳腺体の後面が胸筋膜に対してまばらに癒着しており，大胸筋や胸郭に対して可動性があります。そして，乳房の基底部が，胸筋膜から遊離した状態で，乳房全体が柔軟で弾力性に富み，乳房の皮膚表面は静脈血管の走行が著明で，全体的に丸みがあって，血色もよく，立位時乳房はやや下垂します。乳房は柔軟で伸展性を有し，乳頭の先端の輪郭部は丸く，排乳口は整然としています。
　このような乳房の時，母児ともに満足するのです。

い母乳が出てきて，乳児は，短時間に上手に飲むことができるといわれています。また，血液検査でプロラクチン値を測定すると，プロラクチンというホルモンは1日の中でも変動が激しく，一般的に夜間に上昇し，食事，運動，ストレスなどでも変化します。

そのため，上手に休息や睡眠をとりながら，夜間の授乳ができるように指導します。プロラクチン値は夜間上昇し，乳汁が産生されているので，授乳させないと乳房は緊満してしまうことになりかねません。

表14は，筆者が62名の母親を対象に乳房の状態と母乳中の成分分析を行なった結果です。どの成分分析をみても，乳房が柔軟のほうが，測定値（総コレステロール，中性脂肪，乳混濁度，乳糖度）が低いという結果が出ています。

赤ちゃんを抱く，添い寝する

赤ちゃんを抱いたり，添い寝したりすると，赤ちゃんの気持ちがよくわかるようになり，自然と児を抱く回数と授乳回数も増えます。これが乳房トラブル予防につながります。できるだけ，児がほしがるままに母乳を与えるのがよいのです。

表14　乳房の状態と母乳中の成分分析測定値　(N=62)

成分	単位	乳房の状態（人数）	平均値	標準偏差
総コレステロール TC	mg/dL	柔軟　(12)	27.6	16.3
		柔軟でない　(50)	34.2	23.6
中性脂肪 TG	mg/dL	柔軟　(12)	2551	1054
		柔軟でない　(50)	2731	1118
乳混濁度	%	柔軟　(12)	4.77	1.42
		柔軟でない　(50)	5.28	1.63
乳糖度	Brix %	柔軟　(12)	22.4	3.26
		柔軟でない　(50)	23.2	2.91

総コレステロール／TC：Total cholesterol　トリグリセリド　中性脂肪／TG：TriGlyceride

図8 受診児分娩入院中の母児の同室状況

(縦軸：0〜40)

- 完全母児同室 生後〜退院まで
- 完全母児同室 次の日〜日夜
- 完全母児同室 次の日〜日中のみ
- 母児異室 授乳時のみ
- 完全母児異室

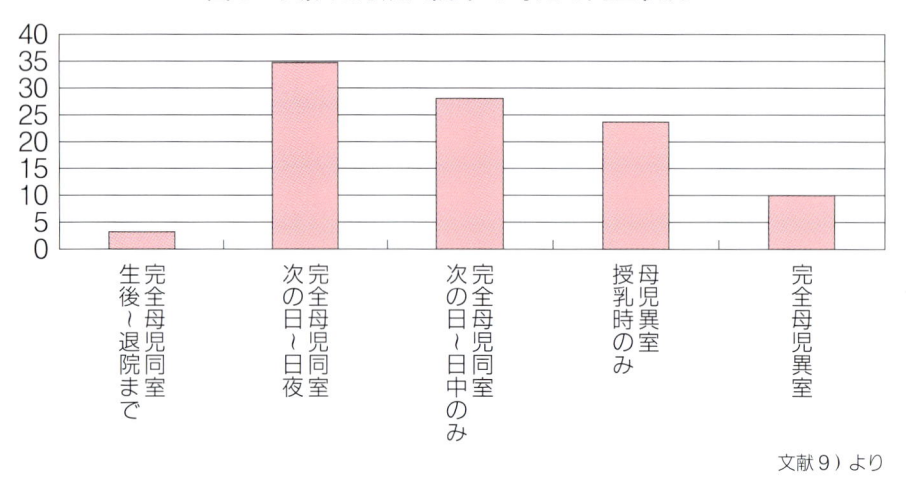

文献9）より

　図8は，筆者らが栃木県内で1歳6か月児健診を受診した母親を対象に調査した結果です．その結果，受診児の分娩入院中の母児の同室状況について，生後すぐから退院まで完全母児同室は3.2%，出生翌日から退院時まで夜間を含めて母児同室34.7%，出生翌日から退院時まで日中のみ母児同室28.1%，母児異室で授乳時のみ23.7%，完全母児異室が10%でした．

　できるだけ一緒に寝ながら，児がほしがるままに母乳を与えるのがいいといわれながら，これが現実です．医療者側の今後の課題といえそうです．

　これでは，母乳育児の確立はなかなか難しいですね．医療者側の都合で，3時間授乳を指導するので，退院後も3時間ごとに授乳しなくてはならないと母親は思ってしまうことも問題です．

　母子ともに，抱かれること，抱くことの心地よさ，吸うこと，吸わせることの心地よさを味わうことができるようなかかわりが大切です．また，このような，目にみえない母子のつながりをサポートすることも大切です．

働く女性が母乳育児ができる環境をつくる

　女性の社会進出が増え，家族や社会が構造変化しているにもかかわらず，働く女性が母乳育児を継続しにくい社会体制があります．公共の場などでは，「母乳

の搾乳空間」「女性が赤ん坊に母乳を与えることができる空間」などをつくり，雇用者に対しては，気持ちよく産後休業，育児休業もとれるような体制づくりと，復帰後には，搾乳と保存のために冷蔵庫を常備するなど快適な施設を確保して，母乳育児が継続できるように要求していくことが必要です（→ひとくちメモ）。

　また，育児に不安をもっている母親が多いため，育児仲間や専門的支援を充実させることが大切だと実感しています。これからは，医療者側から育児サークルをつくるきっかけを提供することも大切だと思われます（→160ページのコラム）。さらに，十分に機能するように専門的な立場で支援する体制も整えていきたいと思います。

母親のニーズに応えられる医療者に

　医療者側の母乳育児についての知識や情報が少ないため，指導の不統一により母親たちに混乱を招いていることもあります。

　表15は，筆者らが母親に母乳育児に対する意見・要望を聞いたものです。

　母乳育児への意見や要望の自由回答欄に何らかの記載のある母親が約28％おり，多様なニーズへの対応が迫られていることがうかがえます。また，記載内容から，特に母乳を継続したいと考える母親が，自分たちの意向をサポートしてくれる支援を求めていることがわかります。

ひとくちメモ

[母乳の冷凍保存]

　母乳育児のためには，職場で2～3時間間隔で，乳房が張るたびに15～20分，母乳を搾乳し，母乳パックに保管します。母乳は冷蔵室では72時間，冷凍室では2か月程度保存できます。冷凍室に保管した母乳は，授乳前日の夜に冷蔵室に移して解凍し，その後温めます。

表15　母乳育児の意見・要望欄の自由回答（一部抜粋）

- 完全母乳にしたいと思っていてもそれをサポートしてくれるところが少なすぎる。どこでも「それならミルクを足したら」という意見ばかりだった。
- 母乳で育てたいと自分がどんなに思っていても，周りからのプレッシャーに負けてしまう。「どんな人でも母乳だけで育てられる」という方針でやっている病院がもっと増えてもらいたいし，医療関係者にももっと母乳育児について勉強してもらいたい。
- もっともっと母親の納得のいく出産や育児をさせてくれる病院がほしい。
- 上の子の1か月健診時，母乳量について「あまり出てないかな」（母乳量は測っていなかったのでわからないが，母乳後のミルクの量を伝えたら）みたいな一言が気になり，すごく自信をなくした。
- 出産前のマッサージをちゃんとしなかったので母乳の出がよくなかったのかな？ 仕事をしていたので母親学級も仕事をやめた出産1か月前しか参加できなかったので残念（病院では定員オーバーで参加できなかった）。次の子を産む時には絶対母乳で育てたいと思う。
- マッサージの仕方などをビデオにして，それをもらえたり，もしくは，レンタルしてくれたりするとよいのになと思う。

文献9）より

コラム

[育児サークルで仲間づくり]

　実際に筆者が見学した，お互いに育児を支援しようと母子が集まった育児サークルの様子を紹介します（場所は公共施設で，当日出席したのは10名の母親と15名の子どもたち）。

　まず最初に先輩ママから，「これから話すことはここだけの話で，お互いに口外しないことを約束してください」と注意がありました。その後，自己紹介から話が始まったのですが，ほとんど全員が子どものこと，家族，特に夫のこと，病院での出来事など，つらかった話をしました。話しながら泣き出す人も多くいました。すると，先輩ママが泣いている母親のところへ行き，そっと手を肩におきました。「泣きたいだけ泣きなさい」というサポートです。そして，全員の話が終わったところで，今後について意見を交換していました。

　帰宅する時には，1人ひとりがとてもよい表情をしていました。「このような仲間づくりができる育児支援が大切なのだ」と，感じた1日となりました。

参考文献

1) 桶谷そとみ：桶谷乳房管理法理論編，総論・各論，鳳鳴堂，1984．
2) 根津八紘：乳房管理学，諏訪メディカルサービス，1991．
3) 橋本武夫監修：もっとしりたい母乳育児　その原点と最新のトピック，メディカ出版，Neonatal Care 2000 年秋季増刊：109，2000．
4) Foxman, B. et. al. lactation mastitis: Occurrence and medical management among 946 breastfeeding women in the United States. Am. J. Epidemiol; 103-104, 155 (2), 2002．
5) 宮崎和子監修，前原澄子編：母性　妊婦／産婦／褥婦／新生児／婦人科，p 177，中央法規出版，1990．
6) 菅原光子：おかあさんとともにすすめる母乳育児　帝王切開分娩後の母乳育児支援，ペリネイタルケア：10-13, 23(6)，2004．
7) 山内逸郎：早期授乳と母乳確立，周産期医学，20(臨時増刊号)；27，1990．
8) 成田伸，早川有子他：母親側と支援者側双方から見た栃木県内における母乳育児支援の実態　── 入院中の支援に焦点をあてて ──，自治医科大学看護学部紀要2巻；39-53，2004．
9) 曽我部美恵子，川﨑佳代子，成田伸，早川有子他：母親から見た栃木県内における母乳育児支援の実態～1歳6か月時点での振り返りから～，栃木母性衛生，30号；49-52，2003．
10) 新井陽子・大月恵理子他：母性看護学［2］，母性看護学各論　第10版，2004．
11) 松原まなみ，山西みな子：母乳育児の看護学　考え方とケアの実際，メディカ出版，2003．
12) 山内逸郎：新生児，岩波新書，1998．
13) 中野英之他：当院における産褥女性の精神的年代間較差に関する検討，日本女性心身医学会雑誌；219-227, 9(3)，2004．
14) 山西みな子，松原まなみ：これからの母乳育児支援　その考え方と実技，メディカ出版，2001．
15) 橋本武夫監訳：UNICEF/WHO 母乳育児支援ガイド　日本ラクテーションコンサルタント協会，医学書院，2003．
16) 本郷寛子：1人目の母乳育児がうまくいかなかった経験を持つ母親への援助，助産婦雑誌，56(7)：16-21，2002．
17) 本郷寛子：母乳育児に関する乳幼児の発達，助産婦雑誌，56(6)：46-51，2002．
18) リュー・マン・ティブ(Liew Mum Tip)，高橋万由美訳：世界母乳育児行動連盟(WABA)の活動　母乳育児を保護，推進，支援するために，助産雑誌，58(8)：63-68，2004．
19) Yuko Hayakawa, et al. Quantitative and Qualitative Assay of Rubella IgA Antibody in Breast Milk, Journal of Medical Virology 82; 1475-1479. 2010．

索引

あ行

あぐらを組む ... 109, 110, CD
足の三里 ... 23, 24, 62, CD
アドレナリンの分泌 ... 149
アルコール ... 56
アルギン酸 ... 96
息切れ ... 79, 86
育児 ... 10
育児サークル ... 160
うっ積 ... 143, 144
うっ滞 ... 143, 145
うっ滞性乳腺炎 ... 147
運動不足 ... 9
栄養指導 ... 82, 87, CD
会陰切開 ... 10, 44, 46
　──による排便障害 ... 44
エストロゲン ... 122
おいしい母乳 ... 127, 143
おいしくない母乳 ... 127
嘔気・嘔吐 ... 12
黄色ブドウ球菌 ... 17, 126, 147
黄体ホルモン ... 8, 41
オキシトシン ... 122
オリーブオイル ... 21, 22
オレイン酸 ... 21, 22
温罨法 ... 23

か行

外痔核 ... 38
覚醒状態（新生児） ... 149
下垂体 ... 122, 123
家族の理解 ... 133
過多月経 ... 83
合併症 ... 102, 105
化膿性乳腺炎 ... 147
感情面の支援 ... 143
浣腸 ... 27, 28
漢方薬 ... 26
陥没乳頭 ... 141, 156
キシロカインゼリー ... 59, 60
吸啜刺激 ... 124
休養 ... 56
靴 ... 108, 109, CD
痙攣性便秘 ... 6, 21
経産婦 ... 79
下剤 ... 26, 27, 28
　──使用時の注意 ... 26
血液循環 ... 49
血液検査・血液生化学検査と基準値 ... 85
血液 ... 68
　──の基本 ... 68
　──の働き ... 69
血液脳関門 ... 88
血漿 ... 68
血清鉄 ... 85
血清フェリチン ... 85
血乳 ... 126
健康管理日記 ... 107, CD
健康管理日記（4週間分） ... CD
倦怠感 ... 85
高血圧 ... 103
膠質浸透圧 ... 69
抗酸化食品 ... 115

高脂血症 ... 103
肛門括約筋（内・外） ... 4
肛門括約筋を鍛える体操 ... 23, 40, 49, 51, 52, 60, CD
　──を行なう姿勢 ... 53, CD
肛門周辺部の血行障害 ... 40, 41
肛門の構造 ... 37
骨粗しょう症 ... 116, 117

さ行

最終目標体重 ... 107, 112
催乳感覚 ... 123, 124
搾乳 ... 131, 132, 158
　──，無理な ... 132
サプリメント ... 20, 93
坐薬 ... 26, 63, 64
産褥いす ... 51, 52
痔 ... 36
　──の薬の使い方 ... 64
　──の手術 ... 65
　──のツボ療法 ... 62, CD
痔核の環納方法 ... 59, 60, 63, CD
痔核症状 ... 12, 43
　──の程度 ... 56
弛緩出血 ... 79, 104
弛緩性便秘 ... 6, 20
子宮収縮 ... 13, 124
子宮収縮誘発 ... 26, 28
思春期 ... 82
櫛状線（歯状線） ... 37, 38, 39
射乳反射 ... 124

出血 ……………………………… 70	頭痛 ……………………………… 85	短期目標体重 ………………… 107
習慣性便秘 ……………………… 8	生活活動強度Ⅲ ………………… 81	たんぱく質 ……………………… 92
授乳 …………………… 130, 132	生活習慣 …………………… 15, 106	タンニン酸 ……………………… 94
授乳開始 ……………………… 130	――病 ……………………… 105, 117	腸粘膜の刺激 ………………… 56, 57
授乳時の姿勢 ………………… 142	生活のリズム ………………… 10, 45	直腸と肛門の構造 ……………… 37
授乳中に心がけること ……… 153	精神的ストレス ………………… 47	直腸性便秘 …………………… 7, 8, 10
小球性低色素性貧血 …………… 71	成人病胎児期発症説 …………… 117	冷たい牛乳・冷たい水 ……… 21, 57
消化器官の構造 ………………… 2	性ステロイドホルモン ………… 105	ツボ刺激 ………………… 23, 24, 62
消化器系の全体図 ……………… 3	摂取カロリー ………………… 111	ツボ療法 ……………………… 62, 86
初産婦 …………………………… 79	切迫流早産 ……………………… 103	つわり ………………………… 9, 12, 76
静脈血栓症 ……………………… 103	遷延分娩 ………………… 79, 104, 107	低栄養状態 ……………………… 117
静脈瘤 ……………………… 38, 103	セルロース ……………………… 96	帝王切開 ………………………… 104
食事指導の基本 ………………… 87	蠕動運動 …… 6, 16, 19, 21, 22, 23,	定期健康診査 ………………… 106
食習慣 ………… 15, 80, 111, 113, 114	26, 27, 28, 30, 31, 41	低出生体重 ……………………… 117
食生活 ……………………… 11, 113	腺房（腺胞） ………………… 123, 132	適度な運動 ……………………… 107
食中毒 …………………………… 91	早期授乳 ……………………… 149	鉄吸収率の低下 ………………… 76
食物繊維 ……… 16, 17, 20, 95, CD	総鉄結合能（TIBC） …………… 85	鉄欠乏性貧血 ………… 68, 71, 72
――摂取量 …………………… 19	続発性不妊症 ………………… 105	――の診断と対応 ……………… 73
――食品一覧 …………… 18, CD	続発性無月経 ………………… 116	鉄剤 ……………………………… 11
――が豊富な食品 ………… CD	咀嚼 ……………………………… 92	――の使用 ……………………… 98
食欲不振 ………………………… 13	卒乳（断乳） …………… 124, 135	――の静脈注射 ………………… 99
自律神経 ………………………… 4		鉄剤総投与量 …………………… 99
新生児 ………………………… 105	**た行**	鉄製調理器具 …………………… 91
新生児仮死 …………………… 105	ダイエット …………………… 77, 80	鉄貯蔵量 ………………………… 77
新生児覚醒期 ………………… 149	体脂肪率 ……………………… 102	鉄分 …………………… 72, 74, 80
心身の疲労 …………………… 133	体重管理 …………………… 102, 106	――の吸収 …………………… 89, 93
身体的ストレス ………………… 47	体重増加 ……………………… 113	――の吸収を阻害する栄養成
水血症 …………………………… 75	体操 ………………………… 30, 31	分 ……………………………… 94
水分 ……………………………… 16	――の実施法 ………………… 31	――の需要量 …………………… 82
睡眠 ………………………… 16, 56	――の注意 …………………… 31	――の需給バランス …………… 74
睡眠不足 ……………………… 133	大腸性便秘 ……………………… 6	――の豊富な食品 …………… CD
水溶性食物繊維 ……………… 17, 96	立ちくらみ ……………………… 79	――を多く含む食材 ………… 87, 95

163

転倒 ……………………………… 85	──のケア ……………………… 146	肥満 …………………………… 102
電解質 …………………………… 69	乳房緊満 …………………… 129, 144	──, 妊婦の ………………… 103
動悸 …………………………… 79, 86	乳房トラブル ……………… 122, 129	──の弊害 ………………… 103
疼痛 ………………………… 10, 47	──を起こしやすい食品	肥満症 ………………………… 102
努責 ………………………… 42, 60	…………………………… 154, CD	疲労 ……………………… 79, 85, 143
ドーナツ型座布団 …………… 51, 52	──の予防 ………………… 138	頻回授乳 ……………………… 151
糖尿病 ………………………… 103	乳房マッサージ	貧血 …………………………… 11, 70
吐乳 …………………………… 141	…………………… 127, 132, 141, 146	──によい食事 ……………… CD
	妊娠高血圧症候群 ………… 103, 104	──に効くツボ ………… 86, CD
な行	妊娠中毒症 ………………… 103, 104	──の検査 …………………… 84
内痔核 …………………………… 38	妊娠中の鉄分の損失量 ………… 75	──の検査項目（CBC検査）
──の好発部位 ……………… 38	妊娠中のブラジャー ………… 142	……………………………… 84
──の脱出 ………… 39, 56, 59, 60	妊娠糖尿病 …………………… 103	──の検査の基準値 ………… 84
──の分類 …………………… 39	妊娠と便秘の関係 ……………… 13	──の症状 …………………… 78
軟膏 …………………………… 63, 64	妊娠のストレス ………………… 8	──の分類 …………………… 70
軟産道裂傷 …………………… 104	妊婦の栄養摂取量 …………… 114	フェリチン ……………………… 71
乳果オリゴ糖 …………………… 21	妊婦の肥満 …………………… 103	不快感 …………………………… 12
乳管開通 …………………… 140, 147		腹筋を鍛える体操 ……… 31, 32, CD
乳管開通の処置 ……………… 145	**は行**	腹部膨満感 ………………… 13, 28
乳管閉塞 ……………………… 129	排便困難 ……………… 13, 14, 21	腹部マッサージ ………………… 30
乳質 …………………………… 125	排便のメカニズム …………… 4, 5	不飽和鉄結合能（UIBC） ……… 87
乳汁分泌 ……………………… 122	排便のリズム …………………… 16	不眠 …………………………… 13
──の機序 ………………… 122	BMI …………………………… 102	不溶性食物繊維 ……………… 17, 96
──の流れ ………………… 124	ヒジキ …………………………… 88	プロゲステロン ………………… 41
乳腺 …………………………… 127	ヒ素 …………………………… 88	プロラクチン ………… 122, 151, 156
乳腺炎 …………………… 126, 129, 132	微弱陣痛 ……………………… 79	プルーン …………………… 17, 19, 20
──, うっ滞性 …………… 147	ビタミンC ……………… 88, 89, 92, 94	分娩異常 ……………………… 104
──, 化膿性 ……………… 147	ヒト胎盤ラクトーゲン（HPL）	平均赤血球容積（MCV）
乳腺炎のケア ………………… 147	…………………………… 122	………………………… 71, 72, 73
乳頭 …………………………… 140	ビフィズス菌 …………… 17, 21	平均赤血球ヘモグロビン濃度
──の手入れ …………… 140, CD	──の働き …………………… 22	（MCHC） ……………… 71, 72
乳頭亀裂 …… 126, 127, 129, 141, 146	非ヘム鉄（3価鉄） ……… 88, 89, 93	平揉法 …………………………… 86

ペクチン ………… 96	──，黄緑色の ……… 126	無機鉄 ………… 90
ヘマトクリット …… 70, 72, 84, 85	──の味 ………… 125, 151	むくみ ………… 105
ヘム鉄（2価鉄）…… 87, 88, 89, 93	──の色 ………… 125, 151	網（状）赤血球数 ……… 85
ヘモグロビン ……… 68, 70, 72	──の混濁度 ……… 125, 127	
便意のコントロール … 23, 45	──の成分分析 …… 135, 157	**や行**
偏食 ………… 80	──の質 ………… 125	やせ ………… 102, 116
便秘 ………… 2	──の総コレステロール	有機鉄 ………… 90
──，痙攣性 …… 6, 21	（TC）値 ……… 134, 135, 154	油脂類 ………… 21, 57
──，弛緩性 …… 6, 20	──の中性脂肪（TG）値	よい乳房とは ……… 156
──，大腸性 …… 6	………… 134, 135, 157	溶血 ………… 71
──，直腸性（習慣性）… 8	──のにおい ……… 151	葉酸 ………… 71, 93, 94, 96
──の基礎知識 …… 2	──の乳塩分 …… 134, 135	腰痛 ………… 110
──のツボ ……… 24	──の乳混濁度 … 134, 135, 154	
──の分類 ……… 6	──の乳糖度 …… 134, 135, 154	**ら行**
便秘解消食品 ……… 20	──の粘稠度 …… 125, 127	冷罨法 ………… 145
便秘薬 ………… 19	──の冷凍保存 ……… 159	乱暴なマッサージ
──一覧 ……… 28	母乳育児 ………… 122	………… 127, 132, 140
便秘予防に効果的な料理 … CD	──，働く女性の …… 158	リグニン ………… 96
扁平乳頭 ………… 141, 156	母乳育児を成功させるための	流産 ………… 13
母児同室 ………… 157	10か条 ……… 149	レバー ………… 88, 90
保温 ………… 50	ホルモン ………… 8, 122	連鎖球菌 ………… 126
保健指導 ………… 111		
母体低栄養 ……… 117	**ま行**	
母乳 ………… 122	マッサージ ……… 30	
──，おいしい …… 125, 127	ミオグロビン ……… 89	
──，おいしくない	ミネラル ………… 115	
………… 125, 127	無月経 ………… 116	